Inhaltsverzeichnis nach Stichworte

Christoph Scholz

Erste Hilfe bei Kindern

Lebensrettende Sofortmaßnahmen bei Notfällen
für Eltern und Erzieher

Kontrolle der Vitalfunktionen
Basismaßnahmen
Notfallsituationen
Fallbeispiele

5. überarbeitete Auflage

Hofmann-Verlag GmbH

Impressum

In diesem Werk werden Ratschläge, Richtlinien, Dosierungshinweise oder Applikationen erwähnt. Der Leser darf vertrauen, daß Autor und Verlag größte Mühe darauf verwandt haben, diese Angaben bei Fertigstellung des Werkes genau dem Wissensstand entsprechend zu bearbeiten; dennoch sind Fehler nicht vollständig auszuschließen. Aus diesem Grund sind keinerlei Angaben mit einer Verpflichtung oder Garantie des Verlags oder des Autors verbunden. Beide übernehmen infolgedessen keine Verantwortung und Haftung für etwaige inhaltliche Unrichtigkeiten des Buches.

Die Wiedergabe von Gebrauchsnamen, Handelsnamen, Warenbezeichnungen usw. in diesem Werk berechtigt auch ohne Kennzeichnung nicht zu der Annahme, daß solche Namen im Sinne der Warenzeichen- und Markenschutzgesetzgebung als frei zu betrachten wären und daher von jedermann benutzt werden dürften.

Die Deutsche Bibliothek – CIP-Einheitsaufnahme

Scholz, Christoph:
Erste Hilfe bei Kindern : lebensrettende Sofortmassnahmen bei Notfällen für Eltern und Erzieher ; Überprüfen der Vitalfunktionen, Basismassnahmen, Notfallsituationen, Fallbeispiele / Christoph Scholz. (Zeichn. von Monika Broker). – 5., überarb. Aufl. – Augsburg : Hofmann, 1994
ISBN 3-922865-53-4

Zeichnungen von Monika Broker, teilweise nach Vorlagen der American Heart Association, veröffentlicht 1992 unter dem Titel „Standards and Guidelines for Cardiopulmonary Resuscitation and Emergency Cardiac Care" im Journal of the American Medical Association.

Fotografie Titelseite, Mauritius Superstock

Verlagsadresse:
Hofmann-Verlag
Postfach 41 00 67
86067 Augsburg
Telefon 08 21/2 72 89-20
Telefax 08 21/2 72 89-30

©1994 by Hofmann-Verlag GmbH

5. überarbeitete Auflage 1994
Gesamtherstellung Hofmann-Druck Augsburg GmbH
ISBN 3-922865-53-4

Inhalt

Vorwort

Erste Hilfe bei Kindern ist ein Thema, das in den letzten Jahren in zunehmendem Maße öffentliches Interesse geweckt hat – man denke z.B. an die Problempunkte Pseudokrupp oder plötzlicher Kindstod (SIDS).

Gerade im Zusammenhang mit dem Phänomen plötzlicher Kindstod besteht die Hoffnung – und ist es auch das Ziel entsprechender Ausbildungsbemühungen von Kliniken und Hilfsorganisationen –, daß die Säuglingssterblichkeitsrate (1991 z.B. in Bayern 6,2 auf 1000 Lebendgeborene) nicht zuletzt dadurch weiter gesenkt werden könnte, daß breite Schichten der Bevölkerung Erste Hilfe bei Kindern und hier vor allem das Aufrechterhalten und Wiederherstellen der Vitalfunktionen beherrschen.

Dieses Buch, das aus der Praxis der Rettungsdienst- und Laienausbildung erwachsen ist, soll, speziell auf die Kenntnisse und Interessen des Laienhelfers zugeschnitten, in allgemeinverständlicher Weise und nach Wertigkeit der Maßnahmen geordnet, die Kenntnisse der Ersten Hilfe bei Kindern vermitteln, die zusätzlich z.B. in einem Kurs einer der Hilfsorganisationen praktisch geübt werden sollten.

Beachten Sie dabei auf jeden Fall, daß die in diesem Buch beschriebenen Maßnahmen zur Kontrolle der Vitalfunktionen ebenso wie die Stabile Seitenlage, durchaus mit den Kindern geübt werden können, Beatmung und Herz-Lungen-Wiederbelebung jedoch ausschließlich in einem Kurs an entsprechenden Übungspuppen trainiert werden dürfen.

Die Darstellung der Erste-Hilfe-Maßnahmen soll auf keinen Fall dazu verleiten, ärztliche Hilfe nicht in Anspruch zu nehmen – entscheidender Punkt in allen Notfallsituationen ist es, durch geübte Erste Hilfe Maßnahmen die Zeit bis zum Eintreffen des Rettungsdienstpersonals und des Notarztes zu überbrücken.

Daher ist auch bewußt auf eine breite Darstellung von Kinderkrankheiten verzichtet worden, deren Diagnose und Therapie in die Hand des Arztes gehören.

Grundlage des Textes sind, neben entsprechenden Publikationen der Notfallmedizin, die aktuellen Richtlinien der Ersten Hilfe, wie sie in den Kursen der Hilfsorganisationen präsentiert wird, sowie die aktuellen Empfehlungen der American Heart Association, veröffentlicht 1992 unter dem Titel "Standards and Guidelines for Cardiopulmonary Resuscitation and Emergency Cardiac Care" im Journal of the American Medical Association, die Zahlenangaben zur Herz-Lungen-Wiederbelebung orientieren sich dabei an den Vorgaben des Deutschen Beirats für Erste Hilfe und Wiederbelebung der Bundesärztekammer.

Die zu einzelnen Aussagen (z.B. Heimlich-Manöver, Kaltwasseranwendung) durchaus kontrovers geführte wissenschaftliche Diskussion darzustellen, war nicht Ziel dieser Informationsschrift und hätte ihren adressatenorientierten Rahmen gesprengt.

Um in einer Notfallsituation, die für die Beteiligten eine extreme Streßsituation darstellt, sinnvoll, zielgerichtet und schnell handeln zu können, sollte man sich immer wieder in einer Art mentalem Training eine solche Szene gedanklich durchspielen.

Stellen sie sich in einer beliebigen Alltagssituation einmal die Frage „Was mache ich, wenn jetzt ein Kind sich verletzt, bewußtlos wird o.ä. ?"

Sie sollten dann vor allem folgende Punkte beachten:

1. Kann ich, ohne mich in Lebensgefahr zu bringen, Hilfe leisten?

2. Ist jemand aus akuter Gefahr zu retten?

3. Ist vor der direkten Hilfeleistung eine mögliche Gefahrenstelle abzusichern?

4. Wie erkenne ich das Ausmaß der Gefahr, d.h. insbesondere wie erkenne ich den Ausfall von Bewußtsein, Atmung und Kreislauf?

5. Welche Maßnahmen muß ich sofort ergreifen?

6. Können mir Umstehende dabei helfen?

7. Wer veranlaßt den Notruf?

Notruf

Allgemeine Notrufnummern:

	Deutschland	*Österreich*	*Schweiz*
Polizei	**110**	**133**	**117**
Feuer	**112**	**122**	**118**
Unfall	**110**	**144**	**117**

Rettungsdienst in Deutschland:
(Regional nicht einheitlich):
112 (in den neuen Bundesländern evtl. 115, teilweise mit Ortsvorwahl) oder **19 222** (evtl. mit Ortsvorwahl)

(Angaben ohne Gewähr)

Folgende Angaben sind wichtig:

Wo? genaue Ortsangabe

Was ist geschehen? präzise Schilderung der Situation (Verkehrsunfall, Brand, Ertrinkungsunfall, Krankheit etc.), Hinweis auf beteiligtes Kind, Angabe des Alters des Kindes.

Wieviele Personen benötigen Hilfe?

Was fehlt dem Kind? auf gestörte Vitalfunktion sofort hinweisen, weitere Angaben, falls bekannt (z.B. Vergiftungserscheinungen, Fieber o.ä.)

Auf Rückfragen warten! Bitte legen Sie erst auf, wenn die Rettungsleitstelle Ihnen bestätigt, alle erforderlichen Informationen erhalten zu haben.

Der Notruf sollte immer möglichst rasch erfolgen!

Die richtige Reihenfolge der ersten Maßnahmen

Sind mehrere Personen anwesend, so teilt man die Aufgaben wie **Absichern, Notruf und lebensrettende Sofortmaßnahmen** auf.

Ist man in einer Notfallsituation **allein**, so stellt sich die Frage, in welcher Reihenfolge die Maßnahmen durchzuführen sind.

Absichern und Retten sind in jedem Fall die ersten Schritte. Bei der Entscheidung, ob man zuerst den Rettungsdienst alarmiert und dann Basismaßnahmen durchführt, sind bei der Versorgung von Kindern folgende Überlegungen möglicherweise hilfreich:

Ist das **Telefon greifbar**, so sollte nach einem ersten Überblick sofort der **Notruf** erfolgen, da das Kind dadurch schneller in ärztliche Versorgung gelangt.

Ist das **Telefon nicht in unmittelbarer Nähe**, so müssen Sie je nach Situation entscheiden, ob Sie ohne wesentlichen Zeitverlust mit dem Kind auf dem Arm
z.B. vom Garten ins Haus laufen können, oder ob weniger Zeit verloren geht, wenn Sie das Kind vor Ort versorgen und gleichzeitig z.B. laut um Hilfe rufen, so daß Nachbarn oder Passanten aufmerksam werden.

Eine Patentlösung gibt es leider nicht, doch ist im Haus oder in der Nähe des Hauses meist ein rascher Notruf die richtige Entscheidung, da Zeitgewinn das entscheidende Kriterium ist.

Befindet man sich **außerhalb eines Ortes**, so ist dennoch davon auszugehen, daß man selten ganz allein unterwegs ist, so daß in diesem Fall die Entscheidung, mit den Basismaßnahmen zu beginnen und auf weitere Hilfe zu warten, meist richtig sein dürfte, da durch den Weg zum Telefon zuviel Zeit verloren wird.

Bei kranken Kindern: genaues Beobachten!

Geht es um die *Versorgung kranker Kinder,* so ist das Erkennen der Gefahrensituation der wichtigste Punkt. Kinder machen selten präzise Angaben zu ihren Beschwerden.
Hier kann man sich jedoch, gerade als Eltern, meistens auf sein Gefühl und den „gesunden Menschenverstand" verlassen.

Neben **meßbaren Veränderungen** wie **z.B. Fieber oder Gewichtsverlust** sollte man achten auf

- **Verhaltensänderungen**   auffällig ruhig oder erregt
- **Schmerzäußerungen**
- **Angst**
- **Gesichtsausdruck**   ernst, matt, tiefliegende Augen
- **auffällige Körperhaltung**
- **Veränderungen der Haut**   Farbe, Spannung, feucht oder trocken, kalt oder warm, Ausschlag.

Im Zweifelsfalle ärztlichen Rat einholen!

Zahlen zur Beurteilung von Notfallsituationen

Den Tabellen liegt folgende Definition der Altersangaben zugrunde:

 Neugeborenes: bis zum 28.Tag;
Säugling: bis Ende 1. Lebensjahr;

 Kleinkind: bis Ende 6. Lebensjahr;

 Schulkind: bis Ende 10./12. Lebensjahr;

Atemfrequenz:

Neugeborene:	45 – 35 Atemzüge/Min.
Säuglinge:	40 – 25 Atemzüge/Min.
Kleinkinder:	30 – 20 Atemzüge/Min.
Schulkinder:	25 – 15 Atemzüge/Min.

Herzfrequenz:

Neugeborene:	140 – 120 Herzschläge/Min.
Säuglinge:	120 – 100 Herzschläge/Min.
Kleinkinder:	110 – 90 Herzschläge/Min.
Schulkinder:	100 – 70 Herzschläge/Min.

Blutdruck:
(mmHg)

Neugeborene:	70/45
Säuglinge:	80/50
Kleinkinder:	100/60
Schulkinder:	115/70

Urinausscheidung:
(ml in 24 Stunden)

Neugeborene:	90 – 300
Säuglinge:	400 – 500
Kleinkinder:	500 – 700
Schulkinder:	700 – 1300

Kontrolle der Vitalfunktionen

Vitalfunktionen sind Körperfunktionen, deren Störung zu lebensbedrohlichen Situationen führen kann.

1. Kontrolle des Bewußtseins

Bewußtlosigkeit ist für jeden Laien ohne Probleme feststellbar:

Ansprechbar?

• Ein ansprechbares Kind gleichgültig welchen Alters ist, selbst wenn es tief schläft durch **Ansprechen oder Anfassen zum Öffnen der Augen und zu Lautäußerungen zu bewegen.**

• Reagiert es weder auf Ansprechen noch auf Anfassen, so ist es bewußtlos.

Verminderte Reaktionen

• Reagiert es nur noch eingeschränkt oder sehr verlangsamt, so ist es zumindest „eingetrübt" oder apathisch und es ist in dieser Situation zu befürchten, daß das Kind in kurzer Zeit bewußtlos werden wird – es handelt sich also auch hier um eine Notfallsituation.

Achten Sie in diesem Zusammenhang auf die Augen des Kindes!

• Sind die Lider geschlossen und werden auch bei Ansprechen und Anfassen nicht geöffnet, so ist das Kind bewußtlos.

• Werden Sie deutlich langsam geöffnet, so ist anzunehmen, daß das Bewußtsein des Kindes getrübt ist.

• Sind die Augen zwar offen, jedoch kaum Lidbewegungen zu beobachten,

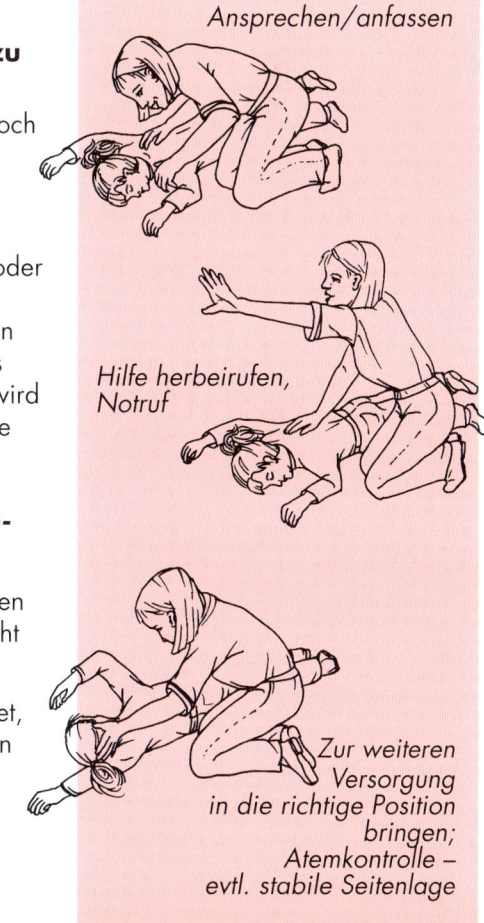

Ansprechen/anfassen

Hilfe herbeirufen, Notruf

Zur weiteren Versorgung in die richtige Position bringen; Atemkontrolle – evtl. stabile Seitenlage

so befindet sich das Kind ebenfalls in einem – z.B. durch eine Infektion des Gehirns hervorgerufenen – kritischen Zustand.

Krampfzustände

Auch Krampfanfälle können dazu führen, daß das Kind über das Ende des Krampfes hinaus nicht mehr oder nur bedingt ansprechbar ist – auch in diesen Fällen ist das Kind gefährdet und muß unverzüglich ärztlich versorgt werden.

Bei Bewußtlosigkeit besteht akute Lebensgefahr!

Der Grund für die akute Gefahr, die von der Bewußtlosigkeit ausgeht, ist die stets zu beachtende Möglichkeit des Erstickens.

Gefahren für das bewußtlose Kind:

1. Verlegen der Atemwege durch die Zunge
Durch die Bewußtlosigkeit kann wegen fehlender Muskelspannung der Zungengrund bei entsprechender Position des Kindes (Rückenlage!) nach rückwärts rutschen und damit im Bereich des Rachens die Atemwege verlegen – im Extremfall könnte die Zunge des Kindes die Atmung blockieren!

2. Erbrechen
Bei Bewußtlosigkeit kann es wegen eventueller Störungen der Gehirnfunktion zum sog. zentralen Erbrechen kommen. Bewußtlose erbrechen daher relativ oft.

Selbstverständlich bedeutet Mageninhalt in Mund und Rachenraum, ebenso wie z.B. Schleim oder Blut bei verletzten Kindern, eine erhebliche Gefahr für die Atmung, da beim bewußtlosen oder auch bewußtseinsgetrübten Kind die Schutzfunktionen, die die Luftwege ab dem Kehlkopf von Fremdkörpern freihalten, nicht mehr oder nur noch eingeschränkt funktionieren können.

Das führt dazu, daß der Bewußtlose Fremdkörper, wie z.B. Essensreste, zum einen nicht ausspuckt und zum anderen auch nicht herunterschluckt.

Wird nicht geschluckt, verschließt der Kehldeckel (Epiglottis) nicht die Luftröhre, so daß bei ungünstiger Lage des Kindes (Rückenlage!) Erbrochenes, Blut, Schleim o.ä. in die nicht verschlossene Luftröhre hineinfließen kann.

Erhöht wird die Gefahr durch das zusätzliche Fehlen des Hustenreflexes. Mit Hilfe dieses Schutzmechanismus würde bei erhaltenem Bewußtsein jeder in die Luftröhre gelangender Fremdkörper sofort mit einem Hustenstoß wieder herausgeschleudert werden.

Soweit diese auf Grund z.B. der ungünstigen Lage des bewußtlosen Kindes sozusagen passiv ablaufenden Vorgänge.

3. Aspiration

Die sog. Aspiration verschärft diese Gefahren um ein Weiteres:

Da das bewußtlose Kind ja in den meisten Fällen noch atmet, kann es geschehen und geschieht leider auch häufig, daß Erbrochenes, Blut oder Schleim nicht nur der Schwerkraft folgend in die Luftröhre gelangen, sondern durch das Einatmen in die Luftröhre hineingesaugt – aspiriert – werden.

Die Folgen sind in jedem Fall äußerst bedrohlich, denn es kann sofort zur Verlegung der Atemwege kommen, das Kind erstickt.

Selbst wenn jedoch der Anfangszustand überlebt wird, ist das Leben des Kindes in der Folge gefährdet durch eine Lungenentzündung, die sich nach einiger Zeit als Reaktion auf die in die Lunge eingedrungenen Fremdkörper entwickeln kann.

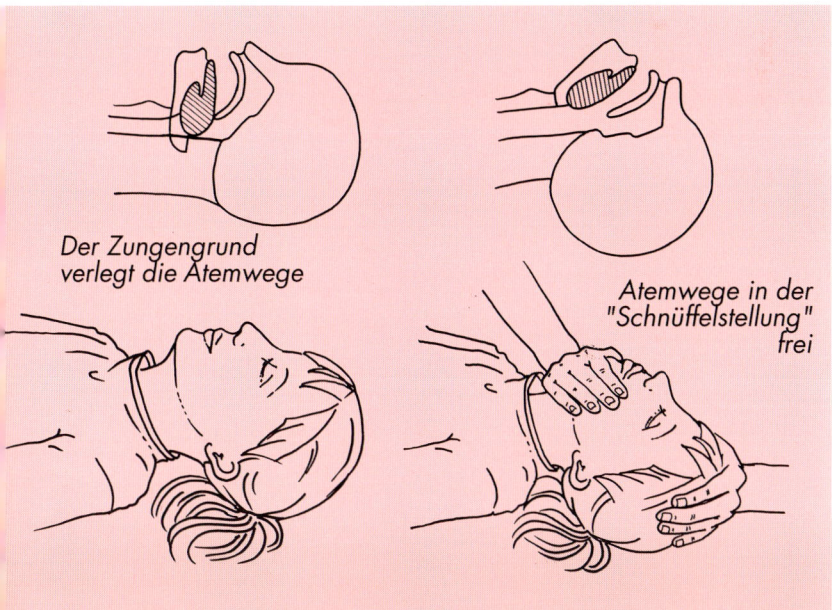

Der Zungengrund verlegt die Atemwege

Atemwege in der "Schnüffelstellung" frei

Kontrolle der Vitalfunktionen
1. Bewußtsein
2. Atmung
3. Kreislauf

Sofortmaßnahmen bei Bewußtlosigkeit

Notruf

• Alarmieren Sie, oder eine zweite Person, möglichst bald den Rettungsdienst;

• Weisen Sie darauf hin, daß ein Kind – nennen Sie auch das Alter – bewußtlos oder nur noch bedingt ansprechbar ist – dadurch ist sichergestellt, daß das Kind durch einen Notarzt versorgt wird.

Vitalfunktionen überprüfen!

• Überprüfen Sie ohne Zeitverlust die Vitalfunktionen des Kindes; d.h. da es insbesondere der Erstickungsgefahr zu begegnen gilt, kontrollieren Sie als nächsten Schritt die Atmung des Kindes.

2. Kontrolle der Atmung – Freihalten der Atemwege

Ebenso wie die Überprüfung des Bewußtseins ist die Atemkontrolle einfach zu bewerkstelligen.

Reagiert das Kind auf Ansprechen noch mit einer Antwort oder gibt es Laute von sich, und sei es, daß es weint oder schreit, so ist damit auch die Frage nach dem Funktionieren der Atmung beantwortet.

Ein sprechendes, weinendes oder schreiendes Kind hat keinen Atemstillstand!

Man muß dann nur noch überprüfen, ob das Kind ausreichend Luft bekommt oder sich nur mit großer Anstrengung oder kaum hörbar äußern kann.

Atembewegungen oder -geräusche

Eine weitere einfache Kontrollmöglichkeit ist das deutliche Sehen von Atembewegungen und das deutliche Hören von Atemgeräuschen, die auch beim bewußtlosen Kind sofort Auskunft über Vorhandensein und Qualität der Atmung geben.

Weitere Kontrollmöglichkeit

Können die beschriebenen Beobachtungen nicht auf den ersten Blick durchgeführt werden, so müssen Sie die Atmung in folgender Weise überprüfen:

• Das Kind sollte flach auf dem Rücken liegen.

Fremdkörper?

• Ist deutlich erkennbar, daß sein Mund z.B. mit Schleim oder Erbrochenem gefüllt ist, so drehen Sie den Kopf des Kindes zur Seite, öffnen den Mund und entfernen die Fremdkörper soweit Sie den Mundraum mit den Fingern austasten können.

Kontrolle der Vitalfunktionen
1. Bewußtsein
2. Atmung
3. Kreislauf

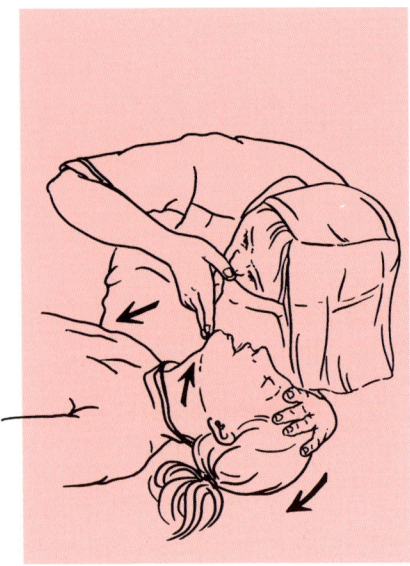

Freihalten der Atemwege

• Der nächste Schritt, den Sie ohne Zeitverlust ausführen sollten, besteht darin, die Atemwege des Kindes freizuhalten indem Sie den Zungengrund anheben, der, wie schon erwähnt, bei Bewußtlosigkeit nach hinten sinken kann. *Sie erreichen dies durch Anheben des Kinns und eventuelles leichtes Beugen des Kopfes des Kindes in den Nacken.* Man bezeichnet die dadurch erreichte Kopfhaltung des Kindes sehr zutreffend als „Schnüffelstellung", denn wie beim Schnüffeln ist der Kopf in den Nacken gebeugt und das Kinn leicht nach vorne oben geschoben.

• Beachten Sie bei dieser Maßnahme bitte, daß Sie, je jünger das Kind ist, den Kopf umso weniger in den Nacken beugen sollten.

Bei Säuglingen: *der Kopf ist in Neutralposition, d.h. Mittelstellung zu belassen und nur mit zwei oder drei Fingern das Kinn anzuheben.*

• Setzt durch diese Maßnahme die Atmung nicht deutlich erkennbar ein, so beugen Sie nun Ihren Kopf zum Kopf des Kindes herunter.

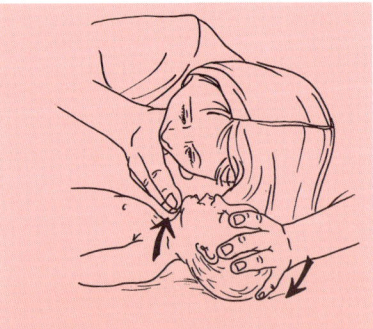

Atembewegungen oder -geräusche

• Schauen Sie auf den Brustkorb des Kindes und überprüfen Sie, ob Atembewegungen zu erkennen sind, d.h. ob sich der Brustkorb hebt und senkt.

• Gehen Sie gleichzeitig mit Ihrem Ohr möglichst nah an den Mund und die Nase des Kindes und hören Sie, ob Atemgeräusche wahrnehmbar sind. Gleichzeitig können Sie dabei eventuell ausströmende Luft beim Ausatmen des Kindes spüren.

Vergessen Sie jedoch nicht, das Kind während dieser Zeit immer in der Schnüffelstellung zu halten!

Die Hautfarbe

Zusätzliches Erkennungszeichen, das Sie sofort an Atemstillstand oder ungenügende Atmung denken lassen sollte, jedoch nicht immer deutlich vorhanden ist, ist eine *bläuliche oder blaß grau-blaue Hautfarbe*, die man als Zyanose bezeichnet. Sie ist insbesondere erkennbar an den Lippen, dem Fingernagelbett und eventuell den Ohrläppchen.

Weitere Kennzeichen: Angst und angestrengtes Atmen

Sind die Atemwege z.B. durch einen Fremdkörper verlegt oder hat das Kind Krampfzustände im Bereich der Atemwege, so ist diese Behinderung der Atmung beim Kind besonders deutlich zu erkennen.

Je nach Ausmaß der Behinderung sehen Sie, daß das Kind Angst hat, daß es krampfhaft versucht, Luft zu holen. Die Nasenflügel sind beim Einatmen deutlich gebläht.

Dabei ziehen sich in zunehmendem Maße das Gewebe im Bereich der Schlüsselbeine, dann der gesamte Brustkorb beim Versuch, Luft einzusaugen, nach innen und der Bauch wölbt sich deutlich nach außen.

Atemgeräusche

Zusätzlich hören Sie oft typische Atemgeräusche wie z.B. ein pfeifendes Geräusch beim Einatmen, wenn es sich um eine Verlegung im Bereich der oberen Luftwege handelt (mit dem Fachausdruck: inspiratorischer Stridor) oder Geräusche wie Pfeifen, Giemen oder Brummen beim Ausatmen, wenn es sich um eine Verlegung im Bereich der unteren Luftwege handelt (exspiratorischer Stridor).

3. Herz-Kreislauf-Kontrolle

Das Herz ist bei Kindern sehr selten Ausgangsursache
für eine Störung der Vitalfunktionen. Dies bedeutet jedoch nicht,
daß Kinder nicht als Folge länger bestehender Sauerstoffminderversorgung auf Grund fehlender Atmung neben Bewußtlosigkeit
und Atemstillstand auch von einem Herz-Kreislaufstillstand
betroffen sein können.

**Daher bei festgestellter Bewußtlosigkeit und nicht
erkennbarer Atmung unbedingt die Herz-Kreislauf-
Funktion überprüfen!**

Der Puls

Dies geschieht durch Tasten des Pulses.

*Hierbei sind bei Kindern je nach Alter gewisse Besonderheiten zu
beachten:*

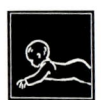

Bei **Säuglingen** ist die Herztätigkeit feststellbar durch Tasten oder
Abhören des **Herzspitzenstoßes.**

Man tastet dabei mit den Fingern auf der linken Brustkorbseite des
Kindes etwas links unterhalb der Brustwarze den Herzschlag oder
legt das Ohr an diese Stelle, um das Herz schlagen zu hören.

Als weitere Möglichkeit bietet sich bei **Säuglingen und
Kleinkindern** in den ersten Lebensjahren das **Tasten des Pulses
am Oberarm** an. Man umfaßt

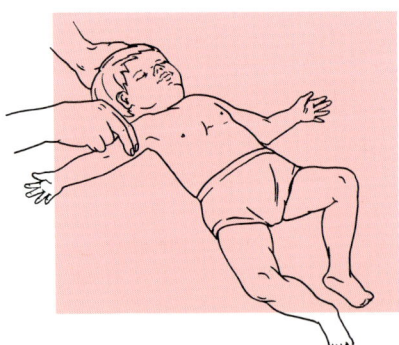

dabei den Oberarm des Kindes so,
daß der Daumen an der Außensei-
te, die anderen Finger an der
Innenseite des Armes liegen. So
kann man, indem man in Oberarm-
mitte das dort verlaufende Blutgefäß leicht mit den Fingern gegen
den Oberarmknochen drückt, den
Puls zuverlässig tasten.

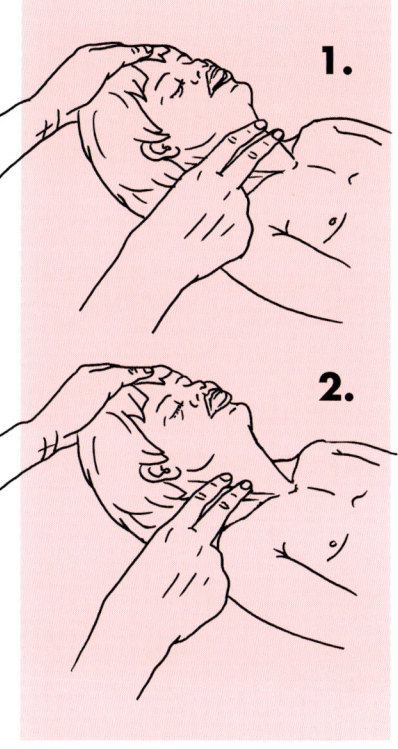

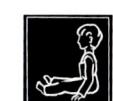

Bei **Kindern, die älter als ca. zwei Jahre sind**, ist die beste Art den Puls zu tasten das **Aufsuchen der Halsschlagader**, d.h. das Tasten des sog. Carotispulses.

Das Kind befindet sich, da man bereits die Atemwege freihält, mit leicht in den Nacken gebeugtem Kopf in Rückenlage. Man behält diese Position bei und tastet von der Seite her mit zwei oder drei Fingern den Kehlkopf („Adamsapfel") des Kindes. Dann läßt man die Finger vom Kehlkopf nach außen gleiten und tastet so die Vertiefung zwischen Kehlkopf und Halsmuskulatur. Durch leichten Druck kann man an dieser Stelle den Puls tasten.

Stellen Sie auf einer Seite Pulslosigkeit fest, wiederholen Sie den Vorgang auf der anderen Seite des Halses in gleicher Weise.

Erst wenn Sie auf beiden Seiten keinen Puls tasten können und das Kind bewußtlos ist und keine Atmung zu erkennen ist, bedeutet dies den sicher festgestellten Herz-Kreislaufstillstand.

Verlieren Sie keine Zeit, bei einem bewußtlosen Kind mit Atemstillstand den Puls am Handgelenk suchen zu wollen. Selbst wenn der Kreislauf noch funktioniert, werden Sie bei einem Blutgefäß in der Außenregion des Körpers wohl kaum mehr den Puls tasten können, da mit zunehmender Beeinträchtigung der Vitalfunktionen mit Blutdruckabfall zu rechnen ist, so daß die Durchblutung der Außenregionen zusammenbricht.

Kontrolle der Vitalfunktionen
 1. Bewußtsein
 2. Atmung
 3. Kreislauf

Bevor über die einzelnen Maßnahmen zu sprechen sein wird, noch einmal der grundsätzliche Appell:

Handeln Sie rasch und entschlossen!

Denken Sie an einen der Grundsätze der Notfallmedizin:

In einer Akutsituation hilft in den ersten zwanzig Minuten fast jede Maßnahme, nach dieser Zeit fast keine mehr!

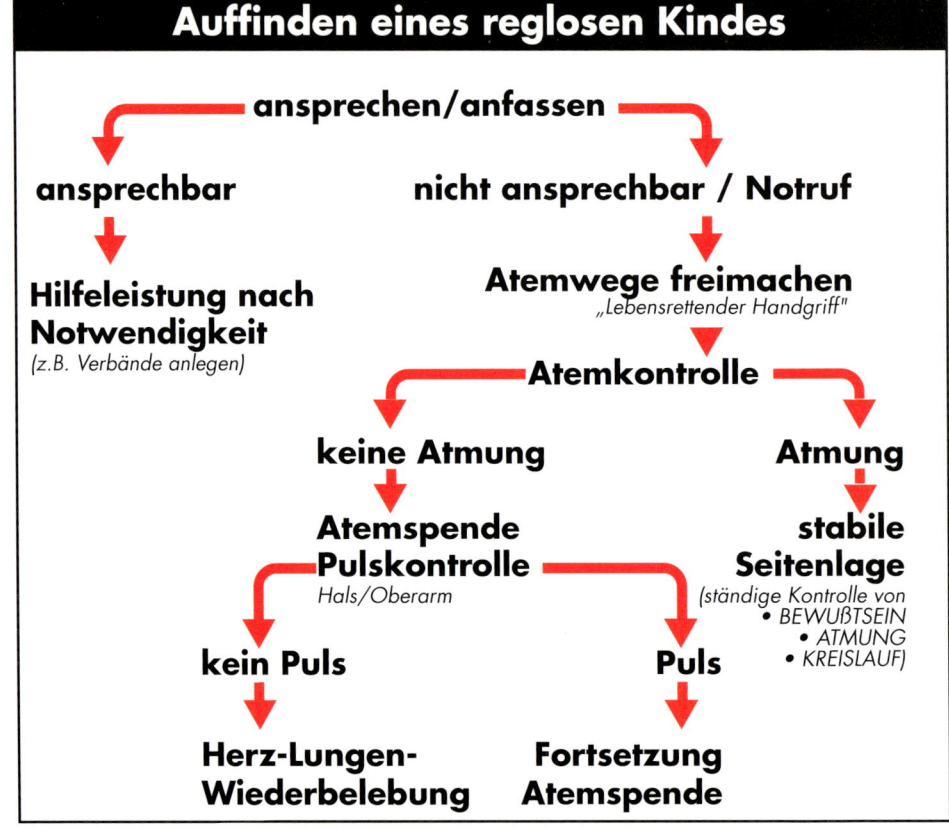

Basismaßnahmen

1. Stabile Seitenlage

Wie bereits beschrieben, ist das Leben eines bewußtlosen Kindes bedroht durch das mögliche Zurücksinken der Zunge und die damit verbundene Blockade der Atemwege und vor allen Dingen durch die stets gegebene Gefahr der Aspiration.

Folgende Maßnahmen sind **möglichst rasch** durchzuführen:

• Überzeugen Sie sich davon, ob das Kind bewußtlos ist. Versuchen Sie es aufzuwecken.

• Erfolgt keine oder kaum eine Reaktion, so drehen Sie das Kind auf den Rücken.

• Falls möglich Notruf durch eine zweite Person!

• **Schauen Sie in den Mund, ob Fremdkörper (Erbrochenes, Spielzeug o.ä.) sich im Mund befinden und entfernen Sie diese.**

Je nach Alter des Kindes sind weiterhin folgende Schritte durchzuführen:

Beim Säugling

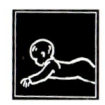

Bringen Sie den Kopf des Kindes in Schnüffelstellung, d.h. ziehen Sie den Unterkiefer leicht nach vorne oben. Achten Sie dabei darauf, daß der Kopf *nicht* stark in den Nacken gebeugt wird.

• Überprüfen Sie die Atmung des Kindes.

Ist sie nicht deutlich feststellbar, so beugen Sie sich, wie bereits beschrieben, mit dem Kopf zum Kopf des Kindes herunter, achten auf Atembewegungen des Brustkorbs, hören auf Atemgeräusche und können evtl. zusätzlich den Luftstrom der Ausatemluft spüren.

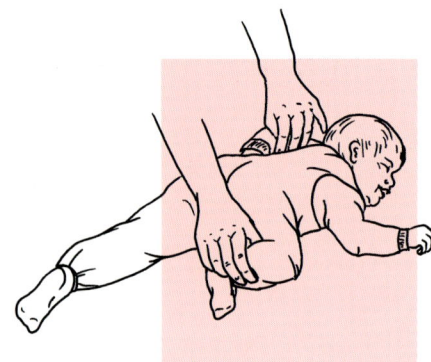

Wenn Sie ausreichende Atmung feststellen, das Kind zusätzlich auch normale Hautfarbe zeigt, so drehen Sie das Kind auf den Bauch, legen seine Arme und Beine so, daß es nicht in eine andere Position gleiten kann, drehen den Kopf des Kindes zur Seite und beugen den Kopf evtl. leicht in den Nacken.

Überprüfen Sie nun in jedem Fall noch einmal die ausreichende Atmung des Kindes. Hören Sie jetzt zusätzliche Atemgeräusche oder haben Sie den Eindruck, das Kind atmet schwerer, so verändern Sie leicht die Kopfposition des Kindes – beugen Sie den Kopf etwas weniger oder etwas mehr in den Nacken. In den allermeisten Fällen wird durch dieses Manöver die Störung der Atmung wieder behoben.

Sollte dies nicht der Fall sein, so ist evtl. die Atmung des Kindes insgesamt schlechter geworden – drehen Sie es wieder auf den Rücken und **beginnen Sie gegebenenfalls mit der Beatmung.**

Atmet das Kind ruhig, ist aber weiterhin bewußtlos, so alarmieren Sie jetzt, wenn das bislang durch eine zweite Person nicht möglich war, den Rettungsdienst.

Melden Sie: „Mein Kind, x Monate alt, ist bewußtlos."

Da Sie immer mit einer Störung der Atmung rechnen müssen, ist das Kind, solange es sich in der Seitenlage befindet, jederzeit intensiv zu überwachen, damit Sie jede Veränderung sofort erkennen und entsprechend eingreifen können.

Sie sollten wissen, daß die stabile Seitenlage die Gefahr der Aspiration zwar vermindert, sie jedoch nicht völlig ausschließt!

Herstellen der Stabilen Seitenlage

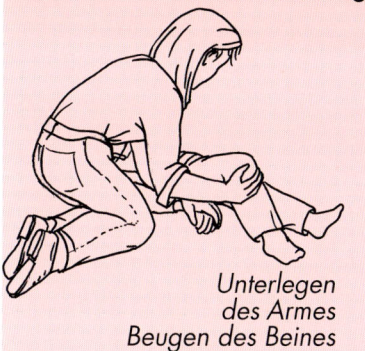

Unterlegen des Armes
Beugen des Beines

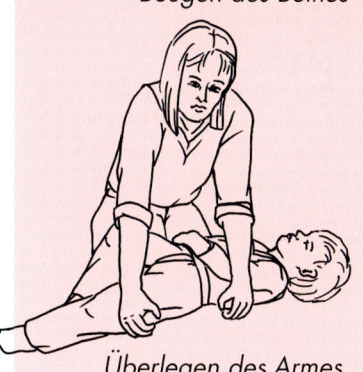

Überlegen des Armes
Herüberziehen

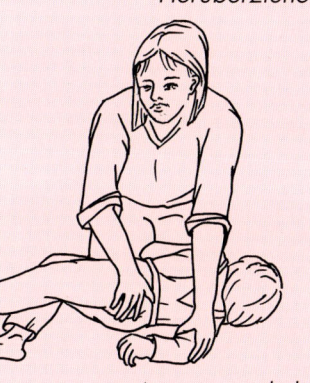

Arm auswinkeln

Stabile Seitenlage

Beim Kleinkind/Schulkind

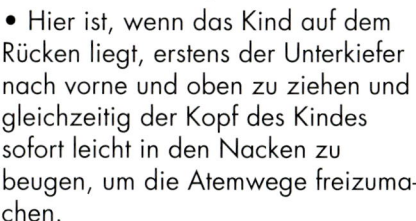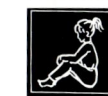

• Hier ist, wenn das Kind auf dem Rücken liegt, erstens der Unterkiefer nach vorne und oben zu ziehen und gleichzeitig der Kopf des Kindes sofort leicht in den Nacken zu beugen, um die Atemwege freizumachen.

• Nun überprüfen Sie die Atmung in bekannter Weise.

Atmet das Kind ausreichend und zeigt es normale Gesichtsfarbe, so führen Sie folgende weitere Schritte durch, um das Kind in die stabile Seitenlage zu bringen:

• Knien Sie an einer Seite des Kindes.

• Winkeln Sie ein Bein des Kindes an. Knien Sie an seiner rechten Seite, nehmen Sie das rechte Bein und umgekehrt.

• Legen Sie einen Arm des Kindes quer über seinen Körper. Knien Sie an der rechten Seite, so nehmen Sie den linken Arm und umgekehrt.

• Fassen Sie das Kind an Schulter und Hüfte und drehen Sie es zu sich.

• Stützen Sie den Körper des Kindes mit Ihren Oberschenkeln ab. Sie haben das Kind ausreichend weit zu sich gedreht, wenn Sie den untenliegenden Arm des Kindes problemlos am Ellenbogen fassen und leicht auswinkeln können.

• Stützen Sie nun das Kind mit einer Hand an der Schulter und schieben Sie die neben dem Kopf liegende Hand des Kindes mit der Handfläche nach unten unter das Gesicht des Kindes. Der Mund soll dadurch, daß Sie das Gesicht auf die Hand legen, etwas nach unten zeigen.

• Beugen Sie nun den Kopf des Kindes wieder in den Nacken, bringen Sie den Unterkiefer in die Schnüffelstellung und öffnen Sie leicht den Mund des Kindes.

Überprüfen Sie nun unverzüglich die Atmung und korrigieren Sie gegebenenfalls die Kopfposition des Kindes, damit die Atemwege optimal freigehalten werden.

• Alarmieren Sie den Rettungsdienst. Melden Sie, daß das Kind bewußtlos ist und nennen Sie das Alter des Kindes.

Sind mehrere Personen anwesend, so erfolgt der Notruf durch eine zweite Person parallel zu den Basismaßnahmen.

Selbstverständlich ist auch bei älteren Kindern bei eintretender Störung der Atmung unverzüglich mit der Beatmung zu beginnen.

Auch sie müssen daher in der stabilen Seitenlage ununterbrochen überwacht werden.

2. Atemspende

Siehe auch Übersicht auf Ausklapptafel nach S. 33

Nachdem Sie feststellten, daß das Kind nicht ansprechbar ist, haben Sie durch entsprechende Maßnahmen (Schnüffelstellung, Beugen des Kopfes in den Nacken) die Atemwege freigemacht und sichergestellt, daß keine Fremdkörper erkennbar die oberen Luftwege verlegen.

Sie kontrollieren nun erneut die Atmung.

Alle diese Maßnahmen müssen schnell und konsequent nacheinander durchgeführt werden, damit wenig Zeit verloren geht.

Bedenken Sie stets, daß das Gehirn des Kindes bei bestehendem Atemstillstand nicht mit Sauerstoff versorgt wird und daß erste, nicht mehr behebbare Schäden sich bereits nach 3 bis 5 Minuten einstellen.

Atmet das Kind nicht klar erkennbar – seine Hautfarbe wird in den meisten Fällen gleichzeitig bläulich oder blaß-grau sein **– so müssen Sie jetzt unverzüglich mit der Beatmung des Kindes beginnen.**

Je nach Alter des Kindes ergreifen Sie folgende Maßnahmen:

Säugling/Kleinkind:

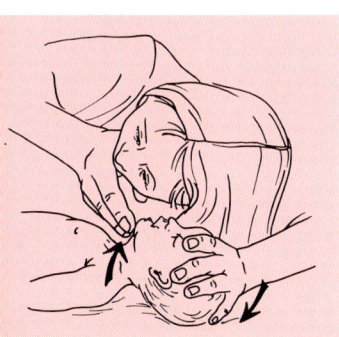

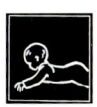

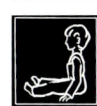

„Schnüffelstellung"

• Sie halten den Kopf des Kindes mit einer Hand an der Stirn, mit der anderen Hand ziehen Sie, wie bereits beschrieben, mit Mittel- und Zeigefinger den Unterkiefer des Kindes leicht nach vorne/ oben in die Schnüffelstellung.

• Je nach Alter des Kindes beugen Sie seinen Kopf mehr oder weniger stark in den Nacken.

Basismaßnahmen
1. Stabile Seitenlage
2. Atemspende
3. Herz-Lungen-Wiederbelebung

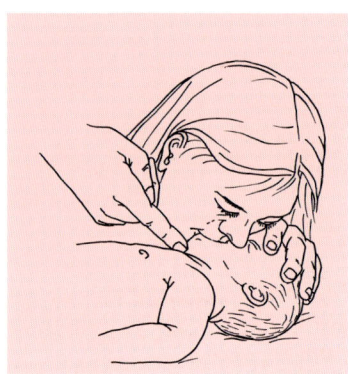

Luft einblasen

Umschließen Sie nun mit Ihrem Mund Mund und Nase des Kindes, so daß seitlich keine Luft entweichen kann und beatmen Sie das Kind, indem Sie Ihre Atemluft „portionsweise" dem Kind einblasen.

Beim Säugling reicht zur Beatmung die Luftmenge, die Sie bei leicht geblähten Backen im Mund behalten können.

Kontrolle

• Beginnen Sie die erste Beatmung vorsichtig und kontrollieren Sie die Wirksamkeit Ihrer Maßnahme am Heben des kindlichen Brustkorbes beim Einblasen der Luft und an der selbständig erfolgenden Ausatmung, wenn Sie Mund und Nase des Kindes nach der Beatmung wieder freigegeben haben. – Hebt sich der Brustkorb nicht und erfolgt keine Ausatmung, so ist das Kind nicht ausreichend mit Luft versorgt worden.

• Steigern Sie dann leicht die abgegebene Luftmenge und kontrollieren Sie nach einem zweiten erfolglosen Versuch, ob die Atemwege des Kindes wirklich frei sind.

Halten Sie den Kopf des Kindes richtig? – Fremdkörper?!

Die **Hauptfehlerquelle** ist die **Kopfposition des Kindes.**

• Beugen Sie den Kopf versuchsweise etwas mehr oder weniger in den Nacken. Gelingt trotzdem keine Beatmung, so untersuchen Sie noch einmal kurz den Mund- und Rachenraum nach Fremdkörpern.

Ist der Mund- und Rachenraum frei und trotzdem eine Beatmung nicht möglich, so könnten ein Fremdkörper oder eine Schwellung tiefere Regionen der Luftwege blockieren.

Sie müßten dann die Maßnahmen ergreifen, die im Kapitel „Lebensbedrohliche Störungen der Atmung" beschrieben sind. (s. S. 66)

Die richtige Beatmung

• Gelingt die Beatmung in ausreichendem Maße ohne Probleme, so führen Sie **vier langsame Beatmungen** durch.

• **Vermeiden Sie dabei, die Luft stoßweise abzugeben,** da zu hoher Beatmungsdruck dazu führt, daß Luft über die Speiseröhre in den Magen gelangt.

• Der luftgefüllte Magen ist beim Säugling oder Kleinkind leicht erkennbar. **Reduzieren Sie, wenn Sie sehen, daß sich der Bauch des Kindes bei der Beatmung vorwölbt, unverzüglich den Beatmungsdruck.** Blasen Sie die Luft vorsichtiger ein und versuchen Sie, die Luftmenge gleichmäßig auf den gesamten Beatmungsvorgang zu verteilen.

Die Luft im Magen des Kindes schiebt einerseits das Zwerchfell nach oben und behindert damit die Ausdehnung der Lunge und es ist andererseits jederzeit mit der Gefahr zu rechnen, daß die Luft aus dem Magen über die Speiseröhre entweicht und daß dabei der Mageninhalt ebenfalls entleert wird. Es besteht dann akute Erstickungsgefahr (Aspiration!) und die Beatmung muß zum Freimachen der Atemwege unterbrochen werden, so daß erneut Sauerstoffminderversorgung gegeben ist.

Pulskontrolle!

• Nachdem Sie vier Beatmungen ausgeführt haben, müssen Sie den Puls des Kindes wie beschrieben überprüfen.

• Können Sie den Puls des Kindes tasten und besteht weiterhin Atemstillstand oder hat das Kind unzureichende Eigenatmung – es wird in den meisten Fällen die typische bläuliche oder blaß-graue Hautfarbe zeigen – so setzen Sie die Beatmung fort.

Die **Anzahl der Atemzüge pro Minute** sollte beim
Neugeborenen 40 Atemzüge/Minute
Säugling 35 – 30 Atemzüge/Minute
Kleinkind 30 Atemzüge/Minute
betragen.

29

Der absolute Zahlenwert ist dabei nicht entscheidend. Wichtig ist die Kombination von hoher Beatmungsfrequenz (mindestens doppelt so schnell wie Ihre eigenen Atemzüge – denken Sie an das „portionsweise" Abgeben der Atemluft!) und geringem Beatmungsdruck.

Auch während der Beatmung *Pulskontrolle* beachten!

• Führen Sie die Beatmungen nun etwa eine Minute lang durch. Die Hautfarbe des Kindes müßte sich bei erfolgreicher Beatmung von bläulich oder blaß-grau zu normaler Färbung verändern.

• Überprüfen Sie spätestens nach einer Minute, insbesondere wenn sich die Hautfarbe nicht verändert, erneut den Puls des Kindes.

• Falls weiterhin der Puls tastbar ist und die Beatmung ohne Probleme durchführbar ist, beatmen Sie bis zum Eintreffen des Rettungsdienstes weiter, wobei Sie Pulskontrollen nach jeder Minute weiterhin durchführen sollten.

Wenn die Atmung wieder einsetzt:

• Setzt die Atmung des Kindes wieder ein, so überprüfen Sie einige Zeit die Atmung, achten Sie auf ausreichende Frequenz und Tiefe der Atemzüge. Atmet das Kind gleichmäßig und ausreichend weiter, ist aber weiterhin bewußtlos, so bringen Sie es in die stabile Seitenlage.

• Sollte es auch wieder ansprechbar werden, so überwachen Sie es bis zum Eintreffen des Rettungsdienstes weiter. **Ärztliche Versorgung ist in jedem Fall nötig!**

Schulkind:
„Schnüffelstellung"

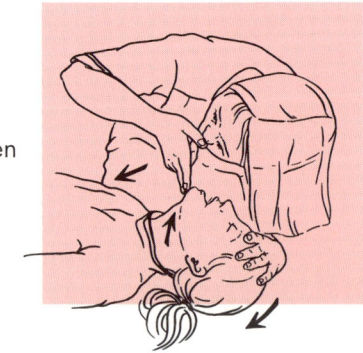

• Fassen Sie den Kopf des Kindes mit einer Hand an der Stirn, mit der anderen Hand ziehen Sie mit Zeige-, Mittel- und evtl. Ringfinger den Unterkiefer nach vorne/oben und beugen den Kopf des Kindes in den Nacken.

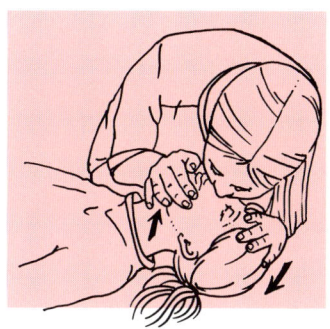

Einblasen der Luft

• Verschließen Sie mit dem Daumen der am Unterkiefer des Kindes liegenden Hand den Mund des Kindes, umschliessen Sie mit Ihrem Mund dicht die Nase des Kindes und blasen Sie Ihre Ausatemluft gleichmäßig durch seine Nase in die Lunge des Kindes.

Kontrolle:

• **Beginnen Sie vorsichtig mit geringem Druck**, überprüfen Sie die Brustkorbbewegung des Kindes beim Einblasen der Luft und seine Ausatmung.

• Wenden Sie daher nach dem Einblasen der Luft Ihren Kopf in Richtung Brustkorb des Kindes, um diesen zu beobachten und erneut Luft zu holen. – Die Position des Kopfes des Kindes und Ihrer Hände bleibt dabei unverändert.

Halten sie den Kopf des Kindes richtig?

Spüren Sie bei Ihren Beatmungsversuchen einen deutlichen Widerstand in den Atemwegen oder ist die Beatmung nicht möglich, so ist auch bei den älteren Kindern zuerst die Kopfposition zu überprüfen.
• Beugen Sie den Kopf des Kindes vorsichtig noch etwas weiter in den Nacken. In den meisten Fällen werden dadurch die Atemwege frei.

Fremdkörper?

• Falls nicht, überprüfen Sie die oberen Luftwege des Kindes auf Fremdkörper und entfernen Sie diese.

Basismaßnahmen
1. Stabile Seitenlage
2. Atemspende
3. Herz-Lungen-Wiederbelebung

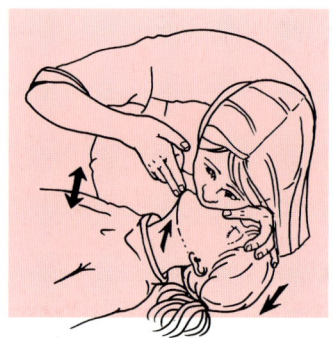

Die Alternative: Beatmung Mund-zu-Mund

• Sind die oberen Atemwege nicht durch Fremdkörper verlegt, so versuchen Sie als nächstes, das Kind durch den Mund zu beatmen.

• Verschließen Sie dazu mit zwei Fingern der Hand, die den Kopf des Kindes an der Stirn hält, die Nase des Kindes. Öffnen Sie mit der anderen Hand, ohne die Schnüffelstellung aufzugeben, den Mund des Kindes und umschließen Sie ihn dicht mit Ihrem Mund.

• Beatmen Sie nun wie beschrieben – gelingt die Beatmung, so waren evtl. die Luftwege im Bereich der Nase nicht durchgängig (Verletzung, Verwachsung). – Gelingt auch dieser Versuch nicht, so könnte ein Fremdkörper in den unteren Luftwegen die Ursache sein.

• Verfahren Sie so, wie im Kapitel „Lebensbedrohliche Störungen der Atmung" (S. 66) beschrieben.

• Ist die Beatmung ohne Probleme durchführbar, so beatmen Sie das Kind zweimal im Abstand von etwa einer Sekunde.

• Führen Sie die Beatmungen gleichmäßig durch, um den Magen nicht mit Luft zu füllen.

Pulskontrolle!

• Kontrollieren Sie nach diesen beiden ersten Beatmungen den Puls des Kindes an der Halsschlagader.

• Ist der Puls tastbar, so beatmen Sie weiter bis zum Eintreffen des Rettungsdienstes. Achten Sie, wie schon erwähnt, auf die Hautfarbe des Kindes.

Die Atemfrequenz liegt je nach Alter des Kindes zwischen 20 und 30 Atemzügen pro Minute.

Auch während der Beatmung Pulskontrolle nicht vergessen!

• Kontrollieren Sie auch weiterhin im Minutenabstand den Puls des Kindes, insbesondere wenn sich trotz scheinbar gut ausgeführter Beatmung die Hautfarbe nicht normalisiert. Es besteht dann stets der Verdacht, daß neben der Atemstörung auch ein Kreislaufstillstand vorliegt.

Keine Zeit verlieren!

Es sei auch nochmals darauf hingewiesen, daß alle Schritte der Beatmung ohne Zeitverlust durchgeführt werden müssen. So ist auch, wenn kein Telefon sich in unmittelbarer Nähe befindet und weitere Personen nicht anwesend sind, der Notruf nicht vor der Beatmung durchzuführen, denn ein Kind mit Atemstillstand liegenzulassen, um über längere Zeit Hilfe herbeizuholen, wäre angesichts der kurzen Zeitspanne von 3 bis 5 Minuten, in der das Gehirn des Kindes keinen Schaden nimmt, ein sinnloses Unterfangen. Es ist in diesem Falle besser, mit der Beatmung zu beginnen und darauf zu hoffen, daß in den nächsten Minuten weitere Personen dazukommen, die dann unverzüglich den Rettungsdienst alarmieren können.

Wenn die Atmung wieder einsetzt:

Setzt die Atmung des Kindes wieder ein, so überprüfen Sie einige Zeit die Atmung, achten Sie auf ausreichende Frequenz und Tiefe der Atemzüge. Atmet das Kind gleichmäßig und ausreichend weiter, ist aber weiterhin bewußtlos, so bringen Sie es in die stabile Seitenlage.

Sollte es auch wieder ansprechbar werden, so überwachen Sie es bis zum Eintreffen des Rettungsdienstes weiter.

Ärztliche Versorgung ist in jedem Fall erforderlich!

3. Herz-Lungen-Wiederbelebung (HLW)

*Siehe auch
Übersicht
auf Aus-
klapptafel
auf vorher-
gehender
Seite*

Herz-Kreislauf-Stillstand

Erkennen

- **Bewußtsein**   nicht erweckbar, bewegungslos

  Bewußtlos

- **Atmung**   **keine sicht- und fühlbaren
  Atembewegungen,
  kein hörbares Atemgeräusch**

  Atemstillstand

- **Kreislauf**   **an beiden Seiten des Halses oder des
  Oberarms kein Puls feststellbar**

  Kreislauf-Stillstand

Feststellung: Herz-Kreislauf-Stillstand

Achtung:
Alle Anzeichen müssen gleichzeitig vorhanden sein!

Nach festgestelltem Atemstillstand des Kindes haben Sie anfänglich vier langsame Beatmungen durchgeführt und anschließend versucht, den Puls zu tasten. Sie haben dabei in einem Zeitraum von fünf Sekunden (mitzählen!) keinen Puls tasten können.

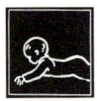
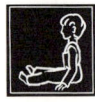

Säugling/Kleinkind bis ca. 2 Jahre

• **Legen Sie das Kind**, falls dies beim Beatmen noch nicht geschehen ist, **auf eine ebene, harte Fläche.**

• Machen Sie den Brustkorb des Kindes soweit frei, daß Sie den Druckpunkt aufsuchen können, achten Sie dabei jedoch auf die Gefahr der Auskühlung! (*Um ein Beispiel zu geben: Ein Unterhemd*

Herz-Lungen-Wiederbelebung - Übersicht

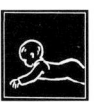 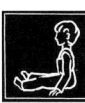 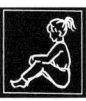

Säugling/Kleinkind 0 - 2 Jahre	Kleinkind 2 - 6 Jahre	Schulkind bis 8 Jahre	Schulkind/Jugend- liche ab 8 Jahre
Kind auf ebene, harte Unterlage legen	Kind auf ebene, harte Unterlage legen	Kind auf ebene, harte Unterlage legen	Kind auf ebene, harte Unterlage legen
Brustkorb freimachen	Brustkorb freimachen	Brustkorb freimachen	Brustkorb freimachen
Druckpunkt suchen	Druckpunkt suchen	Druckpunkt suchen	Druckpunkt suchen

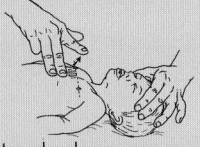 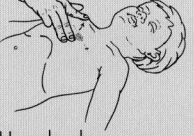 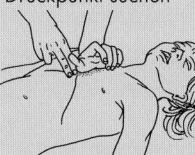

Herzdruckmassage 15 Kompressionen	Herzdruckmassage 15 Kompressionen	Herzdruckmassage 5 Kompressionen	Herzdruckmassage 15 Kompressionen

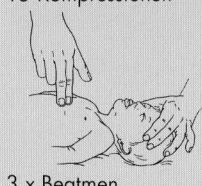 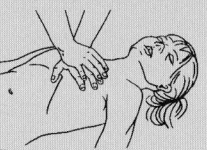 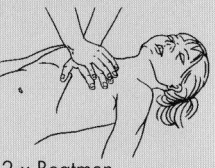

3 x Beatmen	3 x Beatmen	1 x Beatmen	2 x Beatmen
Herzdruckmassage und Beatmung im Verhältnis 15 : 3 (15 x Herzmassage 3 x Beatmen)	Herzdruckmassage und Beatmung im Verhältnis 15 : 3 (15 x Herzmassage 3 x Beatmen)	10 Durchgänge mit je 5 Herzmassagen und 1 Beatmung durchführen ca. 1 Minute	4 Durchgänge mit je 15 Herzmassagen und 2 Beatmungen durchführen ca. 1 Minute

Nach einer Minute Pulskontrolle

Tasten des Herzspitzen- stoßes oder des Pulses am Oberarm	Tasten des Pulses am Oberarm oder an der Halsschlagader	Tasten des Pulses an der Halsschlagader	

wenn Puls tastbar: Atemkontrolle
wenn Puls nicht tastbar: Herz-Lungen-Wiederbelebung fortsetzen

Verhältnis Herzdruckmassagen : Beatmungen

15 : 3	15 : 3	5 : 1	15 : 2

Frequenz der Herzdruckmassagen

120 - 100 Kompressionen/Min.	80 Kompressionen/Min.	80 Kompressionen/Min.	80 Kompressionen/Min.

bitte aufklappen

Atemspende - Übersicht

Kontrolle Bewußtsein

Atemwege freimachen

- Mund auf Fremdkörper untersuchen und entfernen
- Schnüffelstellung
- Beugen des Kopfes in den Nacken

Frequenzen der Beatmung:

Neugeborenes:
40 Beatmungen/Min.

Säugling:
30-35 Beatmungen/Min.

Kleinkind/Schulkind:
20-30 Beatmungen/Min.

Atemkontrolle

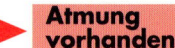 **Atmung vorhanden**

Atemstillstand

4 x langsam beatmen

Stabile Seitenlage + Atemkontrolle

  Säugling/Kleinkind

 Schulkind

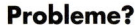 **Schnüffelstellung**

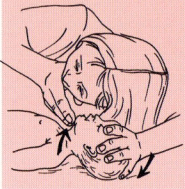

Schnüffelstellung

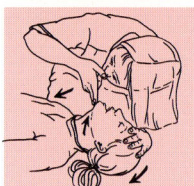

Luft einblasen
portionsweise in Mund und Nase

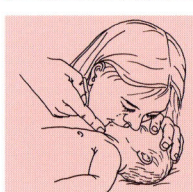

Luft einblasen
in die Nase

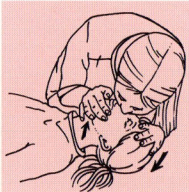

Probleme?
evtl. Korrektur der Kopfposition

Fremdkörper?
Bei Bauchwölbung reduzieren des Beatmungsdrucks

Probleme?
evtl. Korrektur der Kopfposition

Fremdkörper?
Einblasen der Luft trotzdem nicht möglich?

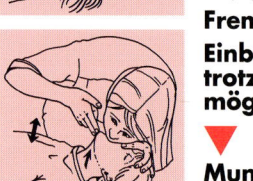

Mund-zu-Mund-Beatmung

Pulskontrolle

• Puls tastbar
Beatmung ca. 1 Minute lang fortsetzen, danach wieder Puls/Atemkontrolle

• Puls nicht tastbar
Herz-Lungen-Wiederbelebung (Seite 34)

oder einen leichten Pullover kann man zur Seite schieben, eine dicke Jacke muß man ausziehen, auf keinen Fall das Kind völlig entkleiden.)

Den richtigen Druckpunkt suchen

Bringen Sie das Kind in Beatmungsposition und suchen Sie nun am Brustkorb des Kindes den Punkt, an dem Sie mit der Herzdruckmassage ansetzen können.

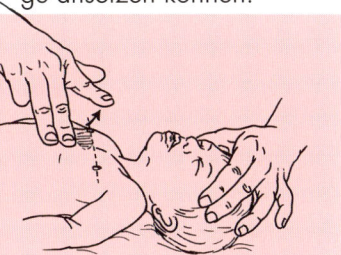

• **Denken Sie sich eine Verbindungslinie zwischen den beiden Brustwarzen. Einen Finger breit unterhalb des Kreuzungspunktes dieser gedachten Linie mit dem Brustbein befindet sich der gesuchte Druckpunkt.**

Die Herzdruckmassage

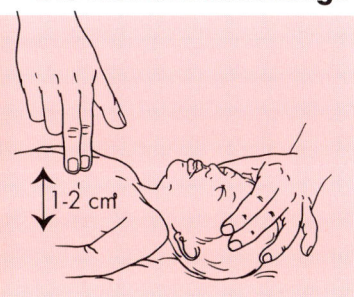

↕ 1-2 cm

• Legen Sie **Zeige- und Mittelfinger einer Hand** parallel zum Brustbein auf diesen Punkt und drücken Sie das Brustbein **etwa ein bis zwei Zentimeter tief** in Richtung Wirbelsäule.

• Seien Sie anfangs vorsichtig mit dem von Ihnen ausgeübten Druck - der Brustkorb eines kleinen Kindes ist überraschend leicht verformbar. Beginnen Sie daher eher zurückhaltend und steigern Sie bei Bedarf bei den folgenden Kompressionen den aufgewendeten Druck.

• **Führen Sie fünfzehn schnelle Kompressionen hintereinander aus, dann beatmen Sie das Kind dreimal, anschließend führen Sie wieder Kompressionen aus usw.**

Sie sollten dabei Frequenzen der Herzdruckmassage von mindestens

100 Kompressionen pro Minute und der Beatmung von 30 bis 40 Atemzügen pro Minute erreichen. Sollte Ihnen die Herz-Lungen-Wiederbelebung mit diesen hohen Frequenzen auf Anhieb nicht gelingen, so setzen Sie Ihre Bemühungen trotzdem weiter fort, denn diese Zahlenangaben stellen optimale Werte dar. Eine korrekt ausgeführte Herz-Lungen-Wiederbelebung mit etwas langsameren Frequenzen ist für das Kind mit Sicherheit besser, als hilflose Untätigkeit.

Pulskontrolle

Nach einer Minute kontrollieren Sie erneut den Puls des Kindes, denn wenn im Verlauf der Herz-Lungen-Wiederbelebung der Puls wieder tastbar sein sollte, so können Sie auf die Fortführung der Herzdruckmassage verzichten. Je nach Zustand des Kindes beatmen Sie weiter oder bringen das Kind, wenn auch die Atmung wieder in Gang gekommen ist, in die stabile Seitenlage, um es bis zum Eintreffen des Rettungsdienstes entsprechend zu überwachen.

• **Setzt der Puls nicht ein,** so führen Sie die Herz-Lungen-Wiederbelebung bis zum Eintreffen des Rettungsdienstes weiter, denn durch die Kombination von Beatmung und Herzdruckmassage erreichen Sie bei korrekter Ausführung eine Durchblutung des Gehirns von etwa 30 % des Normalwertes. Es besteht daher die Hoffnung, daß Gehirnschädigungen vermieden oder begrenzt werden und der nach einigen Minuten eintreffende Notarzt die Möglichkeit hat, das Kind mit erweiterten Maßnahmen (z.B. Gabe von Medikamenten, Intubation etc.) wiederzubeleben, ohne daß bleibende Schäden des Gehirns die zwangsläufige Folge lange bestehender Sauerstoffminderversorgung sind.

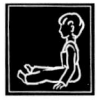

Kleinkind ab zwei Jahren bis zum Schulalter:

• **Bringen Sie das Kind auf eine ebene, harte Unterlage.**

• **Machen Sie den Brustkorb des Kindes soweit frei, daß Sie den Druckpunkt aufsuchen können,** achten Sie dabei jedoch auf die Gefahr der Auskühlung!

• **Den richtigen Druckpunkt suchen:** Der Druckpunkt liegt hier ebenfalls einen Finger breit unterhalb des Kreuzungspunktes der gedachten Verbindungslinie der Brustwarzen mit dem Brustbein.

Die Herzdruckmassage

Suchen Sie diesen Punkt auf, legen Sie nun eine Hand mit dem Handballen parallel zum Brustbein auf diesen Punkt und üben Sie mit

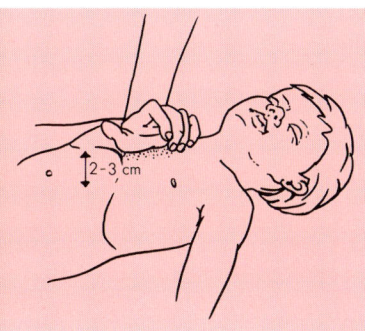

dem Handballen punktförmig Druck auf den Brustkorb aus.

Achten Sie darauf, daß der Druck senkrecht von oben erfolgt. Führen Sie die ersten Kompressionen vorsichtig aus, denn auch bei größeren Kindern verformt sich der Brustkorb noch sehr leicht. **Die Drucktiefe beträgt etwa zwei bis drei Zentimenter.**

Führen Sie nun fünfzehn schnelle Kompressionen aus und beatmen Sie das Kind anschließend dreimal, dann erfolgen erneut fünfzehn Kompressionen, drei Beatmungen usw.

Sie sollten bei der Herz-Lungen-Wiederbelebung eine Frequenz von 100 Kompressionen und 30 Beatmungen pro Minute erreichen.

Pulskontrolle

• Führen Sie diese Maßnahme eine Minute lang durch und kontrollieren Sie dann erneut den Puls des Kindes beidseitig nacheinander an der Halsschlagader.

• Ist kein Puls tastbar, so setzen Sie die Herz-Lungen-Wiederbelebung fort bis zum Eintreffen des Rettungsdienstes.

• Können Sie den Puls tasten, so beatmen Sie das Kind entweder weiter oder, wenn auch die Atmung eingesetzt hat, bringen Sie es in die stabile Seitenlage und beobachten es bis zum Eintreffen des Rettungsdienstes.

Schulkinder und Jugendliche

• Nach Feststellen von Bewußtlosigkeit und Atemstillstand und Frei-machen der Atemwege beatmen Sie viermal langsam und überprüfen dann an beiden Seiten der Halsschlagader nacheinander etwa fünf Sekunden den Puls des Kindes.

• Ist kein Puls tastbar, so müssen Sie **das Kind auf eine ebene, harte Unterlage bringen** und den Druckpunkt für die Herzdruck-massage folgendermaßen aufsuchen:

Den richtigen Druckpunkt suchen

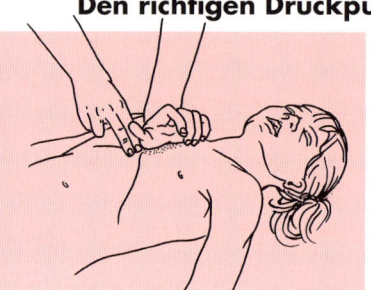

• Hat das Kind eine dicke Jacke oder einen dicken Pullover an, machen Sie seinen Oberkörper frei.

• Knien Sie seitlich neben dem Kind.

• Tasten Sie mit einer Hand den Rippen-bogen des Kindes in Höhe des Bauches.

• Fahren Sie mit den Fingern an den Rippen entlang in Richtung Brustbein.

• Dort, wo der Rippenbogen auf das Brustbein stößt, setzen Sie einen Finger auf.

• Legen Sie zwei Finger quer daneben in Richtung Hals.

Dort, wo Sie den vierten Finger aufsetzen könnten, liegt der Druck-punkt für die Herzdruckmassage.

Die Herzdruckmassage

• Setzen Sie auf diesen Punkt den Handballen einer Hand parallel zum Brustbein möglichst punktförmig auf.

• Legen Sie Ihre andere Hand über die erste Hand und drücken Sie nun *senkrecht von oben* auf den Brustkorb.

• **Halten Sie Ihre Arme gestreckt, achten Sie darauf,**

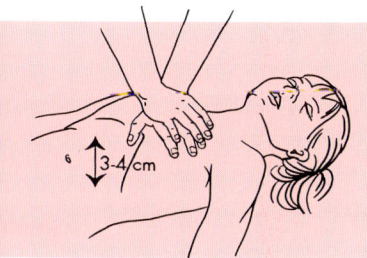

daß sich Ihr Schwerpunkt direkt über dem Druckpunkt befindet, um seitliche Belastungen des Brustkorbes zu vermeiden.

• Beginnen Sie die Herzdruckmassage vorsichtig, **die maximale Drucktiefe sollte drei bis vier Zentimeter betragen** – ein Wert, den Sie mit Sicherheit erreichen, ohne daß Sie Ihr gesamtes Körpergewicht einsetzen, wie dies evtl. bei einem Erwachsenen notwendig wäre.

• **Achten Sie darauf, daß Sie den Brustkorb mit der Herzdruckmassage nicht nur belasten, sondern anschließend auch ausreichend entlasten, damit eine Füllungsphase des Herzens gewährleistet ist.**

• **Ist das Kind noch keine 8 Jahre alt, führen Sie fünf Kompressionen mit einer Frequenz von etwa 80 bis 100 Kompressionen durch, beatmen Sie anschließend einmal.**

Ist das Kind älter als 8 Jahre, führen Sie fünfzehn Kompressionen durch und beatmen anschließend zweimal.

Achten Sie bei der Beatmung darauf, die Luft nicht stoßweise einzublasen, auch Jugendliche haben im Vergleich zum Erwachsenen noch ein deutlich geringeres Atemzugvolumen.

Führen Sie dann erneut die angegebenen Kompressionen im Wechsel mit den Beatmungen aus usw.

Pulskontrolle

• Nach ca. einer Minute kontrollieren Sie erneut den Puls nacheinander an beiden Seiten des Halses.

• Stellen Sie keinen Puls fest, erfolgt ein weiterer Durchgang mit vier Sequenzen von Herzdruckmassagen und Beatmungen im Verhältnis von 15 : 2 oder 10 Sequenzen 5 : 1, je nach Alter des Kindes.

Herz-Lungen-Wiederbelebung durch zwei Personen

Sind zwei Personen anwesend, die die Technik der Herz-Lungen-Wiederbelebung beherrschen, so ist es bei der Wiederbelebung eines älteren Kindes sinnvoll, diese Maßnahme zu zweit auszuführen.

Am geschilderten Ablauf ergeben sich dabei folgende Änderungen:

• Der erste Helfer kniet seitlich neben dem Kopf des Kindes und beginnt, nachdem er die Atemwege des Kindes freigemacht hat, mit zwei Beatmungen.

• Der zweite Helfer kniet auf der anderen Seite des Kindes seitlich neben dem Brustkorb und kontrolliert, nachdem das Kind viermal langsam beatmet wurde, den Puls des Kindes an der Halsschlagader.

Ist kein Puls tastbar, so sucht dieser Helfer den richtigen Druckpunkt für die Herzdruckmassage.

Er führt fünf Kompressionen mit einer Frequenz von 80 bis 100 Kompressionen pro Minute aus. Es empfiehlt sich, bei den Herzdruckmassagen laut mitzuzählen.

Nach der fünften Kompression beatmet der andere Helfer das Kind einmal. Diese Beatmung sollte etwa eine Sekunde dauern.

Anschließend erfolgen wieder fünf Kompressionen durch den ersten Helfer, gefolgt von einer Beatmung durch den zweiten Helfer usw.

Das Verhältnis von Herzdruckmassagen und Beatmung ist also 5:1.

Pulskontrolle

Nach zehn Durchgängen von jeweils fünf Herzdruckmassagen und einer Beatmung, was bei richtig gewählten Frequenzen einer Zeitspanne von einer Minute entspricht, überprüft der Helfer, der die

Herzdruckmassagen durchführte, an beiden Seiten des Halses den Puls an der Halsschlagader für etwa fünf Sekunden.

Ist kein Puls tastbar, so erfolgt ein erneuter Durchgang von einer Minute Länge, anschließend Pulskontrolle usw.

Der Vorteil der durch zwei Personen durchgeführten Herz-Lungen-Wiederbelebung besteht darin, daß bei entsprechender Ausführung die Pausen zwischen Beatmung und Herzdruckmassage kürzer sind, da jeder an seinem Platz bleiben kann, während ein einzelner laufend zwischen Herzdruckmassage und Beatmung wechseln muß.

Weiterhin besteht die Möglichkeit, sich bei länger dauernder Herz-Lungen-Wiederbelebung bei der körperlich anstrengenden Herzdruckmassage abzuwechseln. Den Positionswechsel führt man durch während der kurzen Unterbrechung, die durch die Pulskontrolle gegeben ist.

4. Blutstillung

Erkennen

Sie stellen fest, daß ein verletztes Kind aus einer Wunde ungewöhnlich stark blutet und/oder daß eine Blutung innerhalb der normalen Zeit der Blutgerinnung, die etwa fünf Minuten beträgt, nicht zum Stehen kommt.

In diesen Fällen besteht die Gefahr, daß das Kind durch den Blutverlust in eine Schocksituation gerät, die im zeitlichen Verlauf zu lebensbedrohlichen Störungen führen könnte.

Hervorgerufen wird diese Gefahr durch den Blutverlust. Dem Körper fehlt das Transportmittel für den Sauerstofftransport, es kommt zur allgemeinen Sauerstoffminderversorgung, durch die verschiedene Organe des Körpers wie Lunge, Nieren und letztlich das Gehirn geschädigt werden.

Bedrohliche Blutung aus Wunden

Kopf/Rumpf	Arm	Bein	Abtrennung/Abriß
	▼ Hochhalten		▼ wenn möglich Hochhalten
▼ Aufpressen auf Blutungsstelle	▼ Abdrücken		▼ Aufpressen auf Blutungsstelle
▼ wenn möglich Druckverband	▼ Druckverband	▼ Druckverband	▼ wenn möglich Druckverband
	ggf. Aufpressen von möglichst keimfreiem Material		

Maßnahmen

Daher ist es wichtig, neben der Kontrolle der Vitalfunktionen und den daraus resultierenden Maßnahmen, wie z.B der stabilen Seitenlage, auch möglichst rasch die Blutung zum Stehen zu bringen.

Keimfreies Material aufpressen!

Basismaßnahme der Blutstillung ist das **Aufpressen von möglichst keimfreiem Material,** z.B. einem Verbandtuch, auf die blutende Wunde.

Diese Aussage gilt für Verletzungen an allen Teilen des Körpers.

Haben Sie kein Verbandmaterial zur Hand (denken Sie auch an den Autoverbandkasten!), so können Sie in der ersten Phase der Versorgung auch mit der Hand auf die Wunde drücken, da bei starkem Blutverlust Blutstillung wichtiger ist als Keimfreiheit.

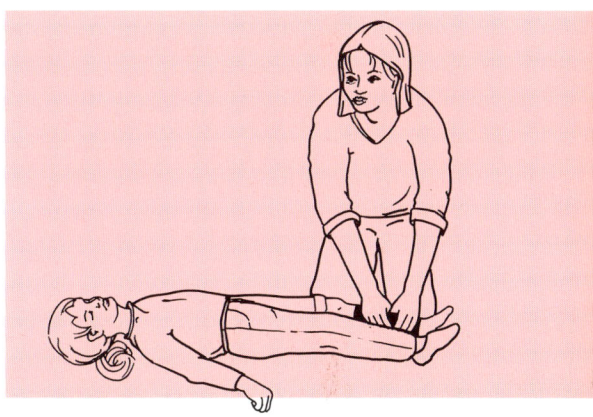

Bei Verletzung an Hand oder Arm: blutzuführendes Gefäß abdrücken!

Sehr häufig finden sich stark blutende Verletzungen im Bereich der Hand oder des Armes.

Hier hat man die Möglichkeit, die Blutung zum Stehen zu bringen, ohne mit der Wunde direkt in Berührung zu kommen, da man das Blutgefäß, das den Arm versorgt, im Bereich des Oberarmes mit den Fingern so zusammendrücken kann, daß der Arm nicht mehr durchblutet wird.

Dazu heben Sie zuerst den Arm des Kindes hoch. Auch diese einfache Maßnahme bewirkt bereits eine Verringerung der Blutung.

43

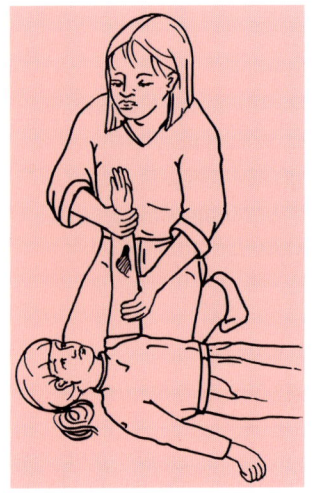

Ist der rechte Arm verletzt, fassen Sie ihn mit Ihrer linken Hand und umgekehrt.

Umfassen Sie nun mit der anderen Hand den Oberarm des Kindes – die Finger Ihrer Hand befinden sich auf der Innenseite des Armes, der Daumen außen. Drücken Sie jetzt mit den Fingern in die Muskellücke an der Innenseite des Oberarmes bis Sie auf den Oberarmknochen drücken (an gleicher Stelle können Sie beim Kleinkind den Puls tasten!).

Jetzt darf die Verletzung nicht mehr bluten, da Sie die Oberarmschlagader gegen den Oberarmknochen zusammengedrückt haben. Diese Maßnahme ist leicht durchzuführen, da Sie die Oberarmschlagader mit Ihren vier Fingern auf der Innenseite des Armes praktisch nicht verfehlen können.

Sollte Ihnen diese Art der Blutstillung dennoch nicht auf Anhieb gelingen, so verlieren Sie keine Zeit mit weiteren Versuchen, sondern drücken mit der Hand direkt auf die blutende Wunde.

Soweit die Basismaßnahme zur Blutstillung, sozusagen der erste Zugriff.

Weitere Versorgung:

Nicht vergessen – laufende Kontrolle der Vitalfunktionen!

Es ist, neben der Blutstillung, selbstverständlich die weitere Versorgung des verletzten Kindes erforderlich, wobei nach Möglichkeit auch die Verletzung mit einem keimfreien Verband versorgt werden sollte.

Notruf!

Erster wichtiger Punkt ist, wie immer bei kritischen Situationen, die Alarmierung des Rettungsdienstes. Melden Sie, daß sich ein Kind verletzt hat und weisen Sie auf die Schwere der Verletzung hin.

Der Druckverband

Zweiter Punkt ist die Versorgung der Verletzung durch einen Druckverband, der einerseits Ihnen die Hände wieder freimacht zur weiteren Versorgung des Kindes und der andererseits die Wunde keimfrei
bedeckt. Denken Sie jedoch daran, daß in der Zeit, bis der Verband
angelegt ist, die Basismaßnahme zur Blutstillung weitergeführt werden
muß.

Hierbei haben Sie *zwei Möglichkeiten:*

**a: Anlegen eines Druckverbandes mit einem Verband-
päckchen oder einer Mullbinde mit steriler Zellstoffmullkompresse**

Öffnen Sie das Verbandpäckchen oder die Verpackung der Zellstoffmullkompresse – *achten Sie darauf, die Wundauflage nicht mit den
Fingern zu berühren.*

Legen Sie die Wundauflage sofort auf die Verletzung und befestigen
Sie sie mit zwei oder drei *lockeren Bindengängen.*

Ziehen Sie, insbesondere beim Anlegen dieses Verbandes am Arm
und Unterschenkel, dabei nicht fest zu, da Sie sonst die an der
Oberfläche des Körperteils laufenden Venen, die das Blut zum Herzen
zurücktransportieren, zusammendrücken und somit den Rückstrom des
Blutes erheblich verringern. Die Folge ist eine Stauung, die Sie an der
Rot- oder Blaufärbung des betroffenen Körperteils erkennen.

Falls Sie eine Stauung hervorgerufen haben, lockern Sie den Verband
und beginnen noch einmal von vorne – entfernen Sie jedoch nicht die
Wundauflage von der Verletzung.

Nachdem Sie die Wundauflage befestigt haben, brauchen Sie, um
gezielt Druck auf die Verletzung auszüüben und damit Blutverlust zu
verhindern, ein sog. *Druckpolster*

*Dazu eignet sich sehr gut ein geschlossenes Verbandpäckchen oder
eine geschlossene Mullbinde, die beide in ihrer Verpackung belassen
werden.*

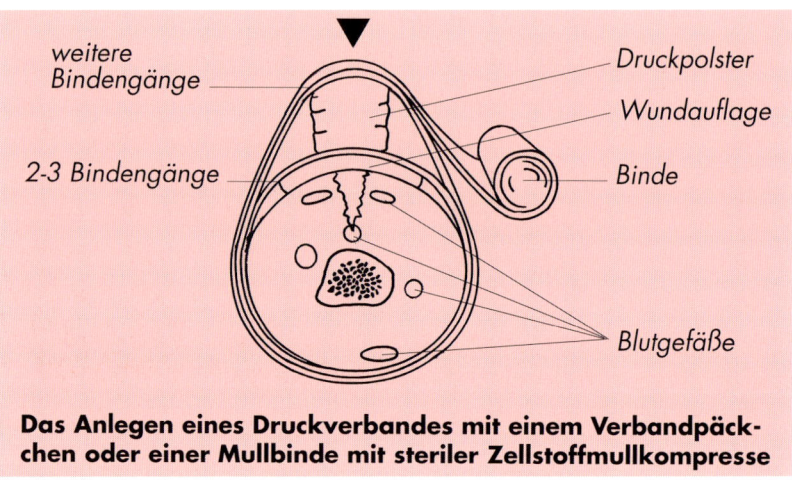

weitere
Bindengänge

Druckpolster

Wundauflage

2-3 Bindengänge

Binde

Blutgefäße

**Das Anlegen eines Druckverbandes mit einem Verbandpäck-
chen oder einer Mullbinde mit steriler Zellstoffmullkompresse**

Legen Sie dieses Druckpolster nun auf die Wundauflage, so daß es
direkt über der Verletzung zu liegen kommt. Befestigen Sie das
Druckpolster durch weitere Bindengänge, die Sie nun unter Zug
anlegen können. *Beenden Sie den Verband mit einem Knoten, der
direkt auf dem Druckpolster verknotet wird – auch dadurch wird
zusätzlich Druck aufgebaut.*

*Achten Sie allerdings auch jetzt noch darauf, daß Sie keine Stauung
erzeugen.*

Ein richtig angelegter Druckverband bringt die Blutung in den allermeisten Fällen zuverlässig zum Stehen.

*Sollte es sich jedoch herausstellen, daß der Druckverband nach
kurzer Zeit durchblutet, so öffnen Sie ihn nicht, sondern legen über
das erste Druckpolster noch ein zweites, das Sie wiederum mit Verbandmaterial unter Zug befestigen.*

*Sollte auch dieser Verband keine Wirkung haben, so müssen Sie
weiterhin mit der Hand auf die Verletzung drücken, denn diese
Basismaßnahme ist immer durchführbar.*

b: Anlegen eines Druckverbandes mit einer Dreiecktuchkrawatte

Legen Sie das Dreiecktuch zu einer *Krawatte*, so daß Sie eine etwa zwei Finger breite Auflage erhalten.

Das Dreiecktuch als Krawatte

• Das Dreiecktuch ausgebreitet auf den Tisch oder Oberschenkel legen, nicht auf den Boden.

• Spitze bis etwa drei Finger breit an die Basis heranlegen.

• Unter Beibehaltung dieses Abstandes Basis über die Spitze hinweg zweimal falten.

• Von der anderen Seite her ebenso falten, bis eine Krawatte hergestellt ist.

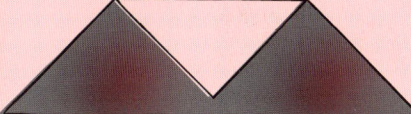 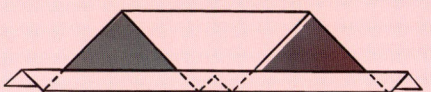

Nehmen Sie die Krawatte so in die Hand, daß Sie im Verhältnis 1:2 geteilt wird.

Legen Sie *eine keimfreie Wundauflage* (z.B. Zellstoffmullkompresse) auf die Verletzung und umschlingen Sie die Wundauflage einmal mit dem langen Ende der Dreiecktuchkrawatte.

Legen Sie nun ein geschlossenes Verbandpäckchen, eine geschlossene Mullbinde oder eine zweite zusammengefaltete Dreiecktuchkrawatte als *Druckpolster* direkt auf die Wundauflage.

Umschlingen Sie auch das Druckpolster mit dem langen Ende der Krawatte.

Verknoten Sie nun beide Enden der Krawatte auf dem Druckpolster, so daß entsprechend Druck erzeugt wird.

Achten Sie auch bei diesem Verband darauf, daß keine Stauung hervorgerufen wird, anderenfalls lockern Sie den Verband etwas.

Liegt der Verband ausreichend fest an, so kommt die Blutung sofort zum Stehen, *blutet der Verband in kurzer Zeit durch, so lockern Sie noch einmal den Knoten auf dem Druckpolster und ziehen die beiden Krawattenenden noch etwas fester zusammen. Lockern Sie dabei jedoch nicht den gesamten Verband!*

Das richtige Verbandmaterial

Der richtig angelegte Druckverband ist die optimale Art der Blutstillung. Achten Sie daher darauf, daß sich z.B. in Ihrer Hausapotheke auch einige kleine Verbandpäckchen befinden (in der Normalausstattung der Verbandkästen finden Sie nur mittlere und große Größen), so daß dieser Verband auch bei kleinen Kindern angelegt werden kann.

Was tun, wenn sich ein Fremdkörper in der Wunde befindet?

Sollte das Anlegen eines Druckverbandes nicht möglich sein, weil z.B. ein Fremdkörper wie ein Splitter o.ä. in einer stark blutenden Wunde steckt, so führen Sie die Blutstillung in der als Basismaßnahme beschriebenen Form durch. *Üben Sie mit den Fingern Druck auf das verletzte Blutgefäß aus;* selbstverständlich ohne dabei auf den Fremdkörper zu drücken.

Keine Lösung des Problems ist es im übrigen, den Fremdkörper aus der Wunde entfernen zu wollen. Beim Versuch, ihn herauszuziehen, könnten Sie weitere Verletzungen hervorrufen. Ebenso wäre es denkbar, daß ein verletztes Gefäß, das von dem Fremdkörper evtl. teilweise verschlossen wurde, nach seinem Entfernen deutlich stärker blutet. Überlassen Sie diese Maßnahme der ärztlichen Wundversorgung.

Fremdkörper in Wunden

- **nicht entfernen**
- **nicht bewegen**
- **keimfrei bedecken (ohne Druck)**
- **ggfs. umpolstern**

Sonstige Wundversorgung

Hat das Kind eine Verletzung erlitten, die nicht ausgewöhnlich stark blutet und bei der keine Störung der Vitalfunktionen aufgetreten ist, so gilt es vor allem, die *Wunde keimfrei abzudecken.* Geeignetes Material sind keimfreie Wundauflagen, die mit Klebestreifen befestigt werden oder Verbandpäckchen, in denen sich keimfreie Wundauflage und Mullbinde zur Befestigung befinden.

Je nach Größe der Verletzung ist nach der Erstversorgung ein Arzt aufzusuchen.

Wichtig ist insbesondere der stets gültige Impfschutz der Kinder gegen Wundstarrkrampf(=Tetanus)-infektionen!

Versorgung verletzter Zähne *(nach Kirschner)*

Häufig werden bei Unfällen Zähne verletzt oder sogar „ausgeschlagen". Die Zahnmedizin verfügt heute zwar über die Möglichkeit, solche Schäden auch dauerhaft zu beheben, d. h. die Zähne wieder „einzupflanzen", Voraussetzung ist jedoch, daß die Zähne bis zur entsprechenden Versorgung „am Leben" gehalten werden.

Entsprechende Transportbehälter (Dentosafe) sind im Handel, so daß empfohlen wird, sich mit Arzt oder Zahnarzt wegen Verschreibung eines solchen Transportbehälters in Verbindung zu setzen.

5. Knochenbrüche

Offener oder geschlossener Bruch?

Hat das Kind eine Verletzung erlitten, bei der offensichtlich auch noch ein Knochen gebrochen wurde, so daß u.U. Knochenbruchstücke in der Wunde sichtbar sind oder das entsprechende Körperteil an der Verletzung deutlich verformt ist, so spricht man von einem **offenen Bruch.**

Maßnahmen

Diese schwere Verletzung muß folgendermaßen versorgt werden:

• Notruf

• Kontrolle der Vitalfunktionen,

• evtl. Blutstillung,

• lockeres keimfreies Bedecken der Verletzung mit dem Verbandtuch
- *keinen normalen Verband über die Verletzung wickeln!*

• das verletzte Körperteil so wenig wie möglich bewegen, falls keine anderen Maßnahmen erforderlich (Vitalfunktionen!). In der vorgefundenen Position mit einer zusammengerollten Decke o.ä. stabilisieren.

• Schockbekämpfung (s. S. 52).

Geschlossene Brüche:

Hier ist keine Wunde im Bereich des vermuteten Knochenbruches erkennbar, man sieht jedoch evtl. eine Verformung und Schwellung.

Insbesondere hat das Kind Schmerzen und kann das verletzte Körperteil nicht mehr bewegen oder schont es auffällig.

In diesen Fällen besteht der Verdacht auf einen Knochenbruch, wobei auch eine Prellung oder Verrenkung/Verstauchung ähnliche Anzeichen hervorruft.

Es sollte in jedem Falle ein Arzt aufgesucht werden, um das Ausmaß der Verletzung abzuklären.

6. Schädel-Hirn-Trauma

Bei allen Verletzungen im Kopfbereich und bei jeder Unfallsituation, in der Gewalt auf den Kopf eingewirkt haben könnte, ist an die Gefahr einer Mitverletzung des Gehirns zu denken.

Auf Bewußtlosigkeit achten!

Alarmzeichen ist längerdauernde Bewußtlosigkeit des Kindes. Entsprechend sind die beschriebenen Basismaßnahmen zu ergreifen.

Gehirnerschütterung

Das Problem der Gehirnerschütterung als leichtester Form des Schädel-Hirn-Traumas ist die stets gegebene Möglichkeit von Komplikationen im zeitlichen Abstand zum Unfallereignis.

Erkennen

Das Kind ist kurzfristig benommen oder bewußtlos, wacht aber rasch wieder auf und fühlt sich dann für einige Zeit wieder wohl (symptomfreies Intervall). Meistens stellen sich dann jedoch nach einiger Zeit Anzeichen einer Verletzung wie Schwindel, Kopfschmerz oder Erbrechen ein.

Dies ist jedoch nicht zwingend der Fall.

Immer jedoch muß mit der Möglichkeit gerechnet werden, daß das Kind, z.B. auf Grund eines sich im Schädelinneren ausbreitenden Blutgerinnsels, das durch den ersten Aufprall hervorgerufen wurde, im Abstand von manchmal Stunden wieder bewußtlos wird und dann auf rasche Versorgung angewiesen ist.

Maßnahmen

Jedes Kind, das nach einer Gewalteinwirkung auf den Schädel (mit oder ohne äußerlich sichtbare Verletzung) auch u.U. nur für kurze Zeit bewußtlos wurde, sollte in ärztliche Versorgung gebracht werden. Dadurch wird sichergestellt, daß nicht durch zeitlich versetzt auftretende Komplikationen eine lebensbedrohliche Situation entsteht, mit der niemand gerechnet hat und auf die man entsprechend nicht vorbereitet ist.

7. Schockbekämpfung

Bei jedem verletzten Kind, gleichgültig ob es äußere Verletzungen, Verbrennungen oder Verbrühungen erlitten hat oder ob der Verdacht auf innere Verletzungen besteht, müssen Sie zusätzlich davon ausgehen, daß sein Zustand nicht nur durch die Verletzung selbst, sondern auch durch den Schock als Folge der Verletzung beeinträchtigt ist.

Sie sollten daher in jedem Fall möglichst frühzeitig Schockbekämpfungsmaßnahmen durchführen, da Zeitverlust die Situation für das Kind dramatisch verschlechtern kann.

Es könnte im schlimmsten Fall bewußtlos werden und massive Funktionsausfälle im Bereich der Lunge, der Nieren und des Gehirns entwickeln.

Bei kleinen Kindern ist zusätzlich damit zu rechnen, daß sich ihr Zustand in der Anfangsphase des Schocks nicht deutlich verschlechtert, **es im weiteren Verlauf dann aber plötzlich zum völligen Zusammenbruch kommt.**

Führen Sie deswegen die Schockbekämpfungsmaßnahmen immer durch, wenn die Situation es wahrscheinlich macht, daß das Kind einen Schock entwickeln könnte.

Warten Sie nicht auf die ersten erkennbaren Symptome.

Sind bereits Vitalfunktionen beeinträchtigt, so haben die Basismaßnahmen zur Aufrechterhaltung von Atmung und Herz-Kreislauf-Funktion selbstverständlich Vorrang.

Stark blutende Wunden - Verbrennungen/Verbrühungen:

Bei zwei Notfallsituationen haben Sie die Möglichkeit, der Entstehung des Schocks ursächlich entgegenzuwirken. Sie stehen daher an erster Stelle:

1. Bei stark blutenden Verletzungen sind **unverzüglich Blutstillungsmaßnahmen** durchzuführen;

2. Verbrennungen und Verbrühungen sind unverzüglich mit

Wasser einer Temperatur von etwa 20 Grad zu behandeln (sog. „Kaltwasseranwendung");

Ebenfalls nicht zu vergessen ist die **möglichst frühzeitige Alarmierung des Rettungsdienstes,** denn ärztliche Versorgung, wie z.B. der Ausgleich von Blut- oder Flüssigkeitsverlusten durch Infusionslösungen, sollten ebenfalls möglichst frühzeitig einsetzen.

Daher ist hier ein präziser, rascher Notruf quasi als vorbeugende Maßnahme zu betrachten.

Schockanzeichen:

1. Wie bereits beschrieben, die Unfallsituation und die Art der Verletzungen;

2. Sich rasch entwickelnde Störungen der Vitalfunktionen nach einem Unfall, auch wenn das Kind scheinbar keine Verletzungen erlitten hat. Hier ist unbedingt an die Möglichkeit innerer Verletzungen zu denken!

3. Das Kind ist ängstlich und aufgeregt;

4. Sein flacher, schneller Puls ist am Handgelenk schlecht zu tasten. Der Puls wird zunehmend schwächer;

5. Die Hautfarbe ist blaß-grau, die Lippen leicht bläulich (Zyanose);

6. Seine Haut fühlt sich kalt, evtl. kaltschweißig an. Das Kind zittert und es steht ihm kalter Schweiß auf der Stirn.

Diese Schockanzeichen müssen nicht immer sofort in voller Ausprägung vorhanden sein. *Auch wenn Sie nur einzelne Symptome erkennen, sollten Sie, falls möglich, die bereits beschriebenen Erstmaßnahmen ergreifen.*

Weiterhin sind folgende Punkte beachtenswert, die zwar nicht das Schockgeschehen ursächlich beeinflussen können, jedoch bei entsprechend frühzeitiger Anwendung durchaus in der Lage sind, die Ausbildung eines ausgeprägten Schocks zu verlangsamen.

Sich um das verletzte Kind kümmern!

Grundsätzlich sollten Sie alles tun, um dem Kind die Situation einigermaßen erträglich zu machen.

• Sorgen Sie für Ruhe, d.h. schirmen Sie das verletzte Kind vor Außeneinflüssen (z.B. Schaulustige) soweit möglich ab.

• Beruhigen Sie das Kind, nehmen Sie es in den Arm, sprechen Sie mit ihm.

Wenn Sie als Ersthelfer zu einer Unfallstelle gekommen sind, versuchen Sie die Eltern des Kindes zu erreichen, vielleicht wohnen sie nicht weit entfernt. *Die Nähe einer Bezugsperson ist gerade für Kinder in solch einer Situation enorm wichtig.*

Halten Sie das Kind warm, d.h. legen Sie es auf eine Decke, decken Sie es zu. Je jünger das Kind ist, desto eher verschlechtert sich sein Zustand durch Auskühlen.

Ist das Kind ansprechbar, ist seine Atmung nicht beeinträchtigt, besteht auf Grund der Unfallsituation kein Verdacht auf Schädel-, Wirbelsäulen- oder innere Verletzungen und hat sich das Kind nicht die Beine gebrochen, so kann es, sofern es sich nicht dagegen wehrt, in die *Schocklage* gebracht werden.

Die Schocklage

Dazu soll sich das Kind auf den Rücken legen. Unter seine Unterschenkel und Füße legt man z.B. eine zusammengefaltete Decke, so daß die Unterschenkel leicht erhöht waagrecht liegen; oder man kniet neben dem Kind und legt die Beine des Kindes auf die eigenen Oberschenkel und hält sie in dieser Position.

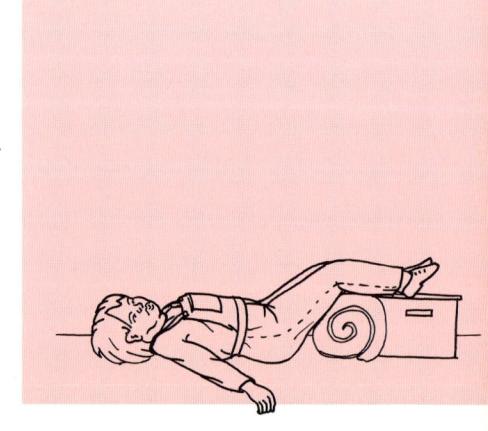

So kann Blut, das sich in den Gefäßen der Beine befindet, zum Herzen zurückströmen, wo es die Pumpsituation deutlich verbessert.

Immer wieder Kontrolle der Vitalfunktionen!

Selbstverständlich muß das Kind auch in der Schocklage dauernd überwacht und betreut werden. Man kann so eine Verschlechterung seines Zustandes sofort erkennen und, fast genauso wichtig, das Kind fühlt sich nicht alleingelassen.

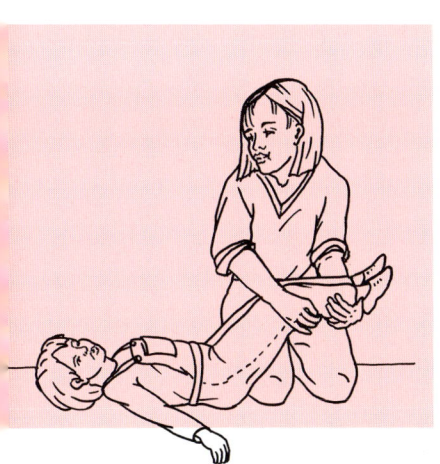

Was dem Kind in dieser Situation nicht dient, ist, ihm etwas zu essen oder zu trinken anzubieten, da dadurch die Situation nicht wesentlich gebessert wird und ein gefüllter Magen bei evtl. eintretender Bewußtlosigkeit die Aspirationsgefahr deutlich erhöht.

8. Verbrennungen und Verbrühungen

Grundsätzlich sollte man sich bewußt sein, daß schwere Verbrennungen und Verbrühungen bei Kindern, auch wenn scheinbar nur einen geringer Teil der Körperoberfläche erfaßt ist, zu lebensbedrohlichen Situationen führen können. *So besteht bereits Lebensgefahr, wenn acht bis zehn Prozent der Körperoberfläche von einer solchen Verbrennung betroffen sind! (bei Erwachsenen liegt die Quote bei etwa 15 Prozent) – Die Handfläche des Kindes entspricht dabei etwa einem Prozent der Körperoberfläche!*

Akute Gefahr besteht auch immer bei Verbrennungen des Gesichtes, denn hier muß zusätzlich mit Hitzeschäden der Atemwege gerechnet werden. Überprüfen Sie daher stets die Atmung eines Kindes mit Gesichtsverbrennungen!

Folgende **Erstmaßnahmen** sind zu ergreifen:

Verbrennung

Feuer löschen!

Hat die Kleidung des Kindes Feuer gefangen, so versuchen Sie die Flammen zu löschen. Ersticken Sie die Flammen unter einer Decke, einem Mantel o.ä., wälzen Sie das Kind am Boden, klopfen Sie einen kleinen Brandherd mit einem Tuch aus oder gießen Sie Wasser darüber. Auch mit einem der üblichen Feuerlöscher (Pulver, Halon) kann ein Kleiderbrand gelöscht werden - man sollte nur darauf achten, den Pulverstoß nicht direkt ins Gesicht zu lenken.

Rechnen Sie bei Ihren Löschversuchen auch stets mit aufkommender Panik und entsprechenden Fluchtreaktionen. Handeln Sie deshalb rasch und entschlossen.

Eingebrannte Kleidung nicht entfernen!

Eingebrannte oder eingeschmorte Kleidungsreste sollten Sie nicht von der Körperoberfläche zu entfernen versuchen. Entkleiden Sie auch ein Kind nur soweit, daß Sie problemlos die „Kaltwasseranwendung" durchführen können, denn das Kind soll nicht insgesamt auskühlen.

Verbrühung

Kleidung entfernen!

Hier ist die erste und wichtigste Maßnahme die mit der heißen Flüssigkeit durchtränkte Kleidung möglichst rasch zu entfernen, um so die Einwirkzeit der hohen Temperatur zu begrenzen.

Wurde die Verbrühung nicht durch heißes Wasser, sondern durch andere Substanzen, wie z.B. Fett, hervorgerufen, so ist die benetzte Kleidung ebenfalls zu entfernen.

Die Haut nicht abreiben!

Spritzer, die auf die Haut gelangt sind, sollten Sie jedoch nicht abzureiben versuchen. Möglicherweise würde sich dadurch das Ausmaß des Schadens für die Haut und das darunterliegende Gewebe vergrößern.

Vitalfunktionen kontrollieren – Notruf!

Nach diesen Erstmaßnahmen führen Sie die bereits beschriebenen Basismaßnahmen soweit nötig durch, d.h. Sie überprüfen auf jeden Fall die Vitalfunktionen und alarmieren den Rettungsdienst mit Hinweis auf das Unfallgeschehen.

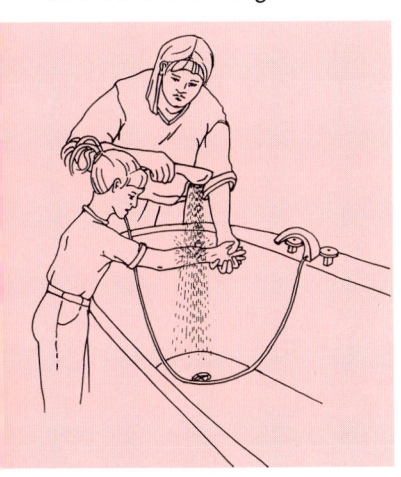

Die sogenannte Kaltwasseranwendung

Ist das Kind ansprechbar und sind die Vitalfunktionen nicht beeinträchtigt, so sollten Sie, falls technisch möglich, ohne weiteren Zeitverlust die verbrannten oder verbrühten Körperpartien mit *lauwarmem (etwa 20 Grad) Wasser* übergießen oder sie in Wasser dieser Temperatur eintauchen.

Beste Möglichkeit dazu bietet die Handbrause im Badezimmer.

Das Wasser soll und muß nicht eiskalt sein, da besonders bei kleinen Kindern stets die Möglichkeit der Unterkühlung mitbedacht werden muß.

Führen Sie die Kaltwasseranwendung unverzüglich durch.

Bei älteren Kindern bis zum Eintreffen des Rettungsdienstes, bei jüngeren Kindern nur wenige Minuten und auch dann nur solange, wie Sie keine Zeichen von Auskühlung bei dem Kind feststellen können.

Brandwunden keimfrei abdecken!

Falls Sie die Kaltwasseranwendung nicht durchführen können (Vitalfunktionen gefährdet, Unfall im Freien (Grill!) oder Sie die Kaltwasseranwendung beendet haben, decken Sie die verbrannten oder verbrühten Körperpartien keimfrei mit entsprechendem Verbandmaterial ab.

Im Autoverbandkasten finden Sie *Verbandtücher*, mit denen Sie die Verletzungen großflächig und druckfrei abdecken können.

Verwenden Sie kein Verbandmaterial, das mit der Wunde verkleben kann (z.B. Mullbinden)!

Daß außer kaltem Wasser keine anderen „Hausmittel" zur Anwendung kommen, dürfte inzwischen allgemein bekannt sein. Weder Mehl, Puder, Öl o.ä. haben positive Wirkungen. Sie verschmutzen nur zusätzlich die Wunde und schaffen neue Probleme.

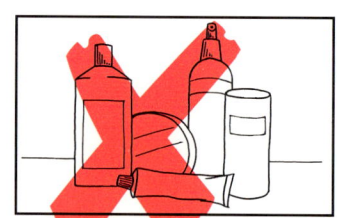

Keine „Hausmittel" verwenden!

1. Bewußtseinsstörungen

Bei allen Störungen des Bewußtseins sind die bereits beschriebenen Basismaßnahmen auf jeden Fall durchzuführen.

Ohnmacht

Der einzige Fall von Bewußtseinsstörungen, von dem nicht zwangsläufig akute Gefahr für das Kind ausgeht, ist die Ohnmacht.

Unter Ohnmacht versteht man eine kurzzeitige Bewußtlosigkeit, die nicht durch Gewalteinwirkung hervorgerufen wurde, und die in dem Moment beendet sein muß, in dem das Kind flach auf dem Boden liegt.

Meist sind hochaufgeschossene ältere Kinder oder Jugendliche betroffen, deren Kreislaufregulation z.B. bei längerem Stehen in verbrauchter Luft, in Menschenansammlungen, aber auch bei Aufregung momentan zusammenbricht (vasovagale Synkope).

Vorläufer der Ohnmacht sind Blässe, Schwindelgefühl, Schweißausbrüche und Ohrensausen. Die Kinder sehen elend aus und verspüren evtl. sogar einen Brechreiz.

Neben der flachen Lagerung können die Beine des Kindes zusätzlich leicht angehoben werden, wie dies bei den Basismaßnahmen unter dem Stichwort Schocklage beschrieben wurde. Liegt das Kind in einem Raum, dessen Luft verbraucht ist, so sollte für Frischluftzufuhr gesorgt werden

Bessert sich der Zustand des Kindes nicht augenblicklich, d.h. das Kind muß tatsächlich sofort wieder voll ansprechbar sein, so handelt es sich nicht um eine Ohnmacht, sondern es liegt offenbar eine gravierende Störung vor. Entsprechende weitere Versorgung des bewußtlosen oder bewußtseinsgetrübten Kindes ist unerläßlich.

Wiederholen sich Ohnmachtszustände, so ist ebenfalls eine Klärung der Ursachen herbeizuführen.

Bewußtlosigkeit

Die Ursachen für Störungen des Bewußtseins sind bei Kindern ebenso vielfältig wie bei Erwachsenen und es ist unmöglich, immer sofort die Ursache der jeweiligen Störung erkennen zu können.

Einige **grundlegende Fragen** sollte man sich jedoch neben der Durchführung der Basismaßnahmen bei jedem bewußtlosen Kind stellen:

1. Hatte das Kind bereits einmal eine solche oder ähnliche, vielleicht nicht ganz so deutlich ausgeprägte Störung?

2. Hat das Kind bereits bekannte Stoffwechselerkrankungen, wie z.B. Zuckerkrankheit, Schilddrüsenfunktionsstörungen, Nieren- oder Lebererkrankungen?

3. Hatte das Kind einen Unfall - ist es gestürzt? Das Unfallereignis kann dabei durchaus Stunden zurückliegen. (Stichwort Gehirnerschütterung – wohl eine der häufigsten Ursachen) Man sollte evtl. auch, soweit in der Situation möglich, Geschwister oder Spielkameraden befragen.

4. Besteht die Möglichkeit, daß sich das Kind vergiftet hat - d.h. hatte es Zugang zu Medikamenten, Haushaltschemikalien o.ä. oder haben die Kinder beim Spielen im Freien Pflanzen oder Pflanzenteile gegessen? Haben evtl. wiederum Geschwister oder Spielkameraden entsprechende Beobachtungen gemacht?

5. Hat das Kind, insbesondere das Kleinkind, längere Zeit in der Sonne gespielt oder ist es überhitzt, so daß ein Sonnenstich oder ein Hitzschlag die Ursache der Bewußtlosigkeit sein könnte?

6. Zeigt das Kind bereits seit einiger Zeit Anzeichen für eine Erkrankung, war sein Verhalten verändert, fühlte es sich nicht wohl?

Ergeben sich Anhaltspunkte in einer dieser Richtungen, so sollten Sie ihre Beobachtungen auf jeden Fall dem behandelnden Arzt mitteilen, da es ihm dadurch u.U. möglich ist, frühzeitig die Therapie in die richtige Richtung zu lenken.

2. Krampfanfälle

Auch bei Krampfanfällen handelt es sich, gleichgültig wie ausgedehnt und langanhaltend sich die Krämpfe zeigen, in jedem Fall um einen bedenklichen Zustand, der zwar nicht zwingend lebensbedrohlich ist, bei dem jedoch stets die Gefahr besteht, daß das krampfende Kind im Anschluß an den Anfall bewußtlos bleibt oder daß sich die Krampfanfälle aneinanderreihen und sich dabei in ihrer Intensität steigern.

Daher sollte jedes Kind, das einen Krampfanfall auch nur von kurzer Dauer hatte, dem Arzt vorgestellt werden.

Im akuten, Minuten dauernden Krampfzustand ist die Alarmierung des Rettungsdienstes zur Notfallversorgung unerläßlich.

Da Krampfanfälle und Bewußtlosigkeit verschiedene Anzeichen ein und derselben Störung der Gehirnfunktion sein können, sollten Sie auch bei einem Krampfanfall die bereits im Zusammenhang mit der Bewußtlosigkeit angeführten Fragen zu beantworten versuchen.

Fieberkrämpfe?

Neben diesen Möglichkeiten wie Unfall, Vergiftung etc, ist in vielen Fällen hohes Fieber (über 39 Grad) der auslösende Faktor für die Krampfzustände.

Besonders leicht zu Fieberkrämpfen neigen Kinder im Alter zwischen einem halben Jahr und dem Schuleintritt. Eine gewisse familiäre Neigung kann bestehen. Hatte das Kind bereits einmal Fieberkrämpfe, so ist bei erneutem Fieber mit Wiederholungen zu rechnen.

Allgemein unterscheidet man folgende typische Krampfsituationen:

1. Großer Krampfanfall

Häufig betroffen sind Säuglinge und Kleinkinder.

Der Anfall kündigt sich in manchen Fällen durch ein verändertes Verhalten des Kindes an. Es ist übelgelaunt, reizbar, hat evtl. Kopf- oder Bauchschmerzen. Es ist blaß und schreit manchmal unmittelbar vor Beginn des eigentlichen Anfalls auf.

Während des Anfalls ist das Kind nicht ansprechbar.

Anfänglich ist die Muskulatur völlig verkrampft, es folgen, meist nach kurzer Zeit, Streck- und Beugekrämpfe, so daß der Eindruck entsteht, das Kind schlägt um sich.

Während der ersten Phase der Verkrampfung kann es, da Kehlkopf und Atemmuskulatur betroffen sind und die Atmung behindert ist, zu deutlich erkennbarer Blaufärbung des Kindes kommen.

Während des Anfalls hat das Kind zusätzlich häufig weite, lichtstarre Pupillen, ihm läuft Speichel aus dem Mund, es schwitzt und es kommt zum Abgang von Stuhl und Urin.

In der Phase der Streck- und Beugekrämpfe kann sich das Kind verletzen, indem es z.B. mit dem Kopf auf den Boden aufschlägt, an Möbel u.ä. stößt und sich auf die Zunge beißt.

Ein Anfall dieser Art dauert in den meisten Fällen einige Minuten, kann im Extremfall auch Stunden dauern.

Lebensbedrohlich ist der sog. Status epilepticus, bei dem der Anfall mehr als 30 Minuten dauert oder sich mehrere Anfälle aneinanderreihen, ohne daß das Kind in den anfallsfreien Phasen das Bewußtsein erlangt. Die Gefahr liegt in der anfänglich gegebenen völligen Verkrampfung und der damit verbundenen Atemlähmung. Schaukelt sich dieser Zustand auf, so droht dem Gehirn Sauerstoffminderversorgung mit entsprechenden Schäden.

2. Kleiner Anfall

Hierunter versteht man alle Stufen kurzzeitiger Krampfneigung, verbunden mit unterschiedlich ausgeprägter Bewußtseinsstörung.

Neben den, den gesamten Körper erfassenden Krämpfen sind auch Krämpfe einzelner Muskelgruppen zu beachten, die sich oft in Zuckungen bemerkbar machen, die aber auch zur vorübergehenden Lähmung einer Körperpartie, manchmal sogar einer Körperhälfte führen können.

Auch sog. Absencen, bei denen das Kind nur kurzzeitig die Augen verdreht und momentan nicht ansprechbar ist, gehören zum Symptomkomplex der Krampfanfälle.

3. Affektkrämpfe

Nicht zu den Notfallsituationen zählen natürlich, auch wenn sie sich oft dramatisch präsentieren, die sog. Affektkrämpfe, d.h. Zustände, bei denen sich die Kinder, weil ihnen z.B. ein Wunsch nicht erfüllt wurde, zu Boden fallen lassen und kurzfristig krampfen bis hin zu beginnender Blaufärbung.

Ist jedoch ein gewisser Punkt der Sauerstoffminderversorgung überschritten, so setzt die Atmung in diesem Fall wieder ein, das Kind ist wieder ansprechbar.

Da die Neigung der Kinder zu Affektkrämpfen im Einzelfall ja bekannt sein dürfte, kann man in einer solchen Situation den Verlauf durchaus abwarten.

Maßnahmen bei Krampfanfällen

Wenn das Kind zu krampfen beginnt, dabei u.U. sogar zu Boden stürzt, können Sie momentan den Krampfanfall nicht unterbrechen. Es wäre sinnlos, das Kind beispielsweise festzuhalten.

• Vor Verletzungen schützen!

Achten Sie darauf, daß sich das Kind nicht im Verlauf des Anfalls verletzt. Legen Sie ihm, wenn es auf dem Boden liegt, eine Decke unter den Kopf, vermeiden Sie, daß es sich an umstehenden Gegenständen verletzt.

• Zungenbiß

Daß sich das Kind auf die Zunge beißt, ist bei einem entsprechenden Anfall kaum zu verhindern, denn es wird Ihnen auf Anhieb kaum gelingen, ohne Gewaltanwendung und ohne die Atemwege zu verlegen, einen Beißschutz zwischen die Backenzähne des Kindes zu legen.

Es ist jedoch auch nicht von entscheidender Bedeutung, den Zungenbiß zu verhindern. Die Verletzung ist zwar schmerzhaft und lästig, aber nicht gefährlich. Gewalt anzuwenden, um z.B. den Mund des krampfenden Kindes zu öffnen, stünde in keinem Verhältnis.

• Atemkontrolle

Läuft das Kind während des Krampfanfalles blau an, so hat es keinen Sinn, sofort mit Beatmung oder gar Herz-Lungen-Wiederbelebung zu beginnen, wenn man dies auch auf den ersten Blick für angebracht erachten könnte. Vielmehr ist der Anfall abzuwarten und es sind, nachdem sich der Krampf gelöst hat, nach Kontrolle der Vitalfunktionen die entsprechenden Basismaßnahmen durchzuführen. Beatmungsbemühungen während der Phase vollkommener Verkrampfung wären sinnlos, Maßnahmen der Herz-Lungen-Wiederbelebung ohne Pulskontrolle und tatsächlich festgestellten Kreislaufstillstand reine Panikreaktion und gefährlich.

• Notruf

Wichtigster Punkt ist bei den Krampfanfällen, neben den beschriebenen Erstmaßnahmen, wie fast immer der Notruf, damit gefährliche Krampfsituationen rechtzeitig vom Notarzt durch Gabe entsprechender beruhigender und krampflösender Medikamente durchbrochen werden können.

Maßnahmen bei Fieberkrämpfen

Um bei Kindern, die hohes Fieber haben, Fieberkrämpfe zu vermeiden, ist es, so banal es klingen mag, die beste Maßnahme, rechtzeitig, d.h. bevor kritische Körpertemperaturen erreicht werden, durch Gabe fiebersenkender Medikamente die Angelegenheit in den Griff zu bekommen.

• Das bedeutet auch, rechtzeitig den Arzt aufzusuchen.

Bei Fieber ist weiterhin folgendes Vorgehen empfehlenswert:

• Packen Sie das Kind nicht zu warm ein - es muß Wärme über die Körperoberfläche abgeben können, aber selbstverständlich ohne im Luftzug zu liegen oder auszukühlen.

• Zusätzlich besteht die Möglichkeit, daß Sie dem Kind die Beine, bei größeren Kindern nur die Unterschenkel (=Wadenwickel) kühlen.

Sie verwenden dazu lauwarmes Wasser, tauchen ein Tuch ein, wringen es aus und wickeln es um die Beine. Dann schlagen Sie die Beine mit einem zweiten trockenen Tuch ein. Dieser Wickel bleibt eine Viertelstunde bis zwanzig Minuten an den Beinen des Kindes. Dann packen Sie das Kind wieder aus, lassen die Beine sich wieder erwärmen, und legen erneut einen Wickel an, der etwas kühler ist. Diesen Vorgang kann man vier- bis fünfmal wiederholen, wobei das Kind nicht frieren sollte. Schläft es während dieser Zeit ein, so lassen Sie es ohne Wadenwickel weiterschlafen.

Ist es schon zu Krampfzuständen gekommen, so ist ärztliche Versorgung vor Ort unverzichtbar!

3. Lebensbedrohliche Atemstörungen

Akute Störungen der Atmung sind bei Säuglingen und Kleinkindern die häufigste Ursache für akut lebensbedrohliche Zustände. Es sind daher, wegen der besonderen Bedeutung dieses Kapitels, die bereits beschriebenen Basismaßnahmen noch einmal in Kurzfassung dargestellt.

Atemstillstand

Erkennen

Im schlimmsten Fall ist das Kind nicht ansprechbar, man erkennt keine Atembewegungen. Seine Lippen sind bläulich verfärbt (zyanotisch) oder blaß.

Maßnahmen

Säugling/Kleinkind

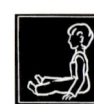

• Wenn das Kind im Bett liegt, nehmen Sie es heraus, versuchen Sie es „aufzuwecken"!

• Beginnt es nicht sofort zu atmen und Sie sind allein zuhause, gehen Sie mit dem Kind auf dem Arm zum Telefon, wählen Sie die Nummer der Rettungsleitstelle und melden Sie :„Unser Kind, x Monate alt, hat einen akuten Atemstillstand. Schicken Sie mir den Notarzt!"

• Sind mehrere Personen anwesend – evtl. um Hilfe rufen! –, so übernimmt ein Zweiter den Notruf!

• Legen Sie das Kind auf einen ebenen, harten Untergrund, untersuchen Sie kurz den Mund nach Fremdkörpern oder Erbrochenem, heben Sie den Unterkiefer des Kindes leicht an und beginnen Sie unverzüglich mit der Atemspende.

• Kontrollieren Sie nach vier Beatmungen den Puls, falls kein Puls vorhanden, beginnen Sie mit der Herz-Lungen-Wiederbelebung.

Führen Sie diese Maßnahme bis zum Ingangkommen der Vitalfunktionen oder bis zum Eintreffen des Notarztes durch!

Schulkinder

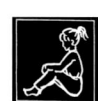

• Beugen Sie sofort den Kopf des Kindes in den Nacken, untersuchen Sie kurz den Mund auf Fremdkörper oder Erbrochenes, heben Sie den Unterkiefer des Kindes leicht an und überprüfen Sie die Atmung.

• Ist weiterhin keine Atmung feststellbar und Sie sind allein zuhause, gehen Sie zum Telefon, falls möglich mit dem Kind auf dem Arm, wählen Sie die Nummer der Rettungsleitstelle und melden Sie: „Unser Kind, x Jahre alt, hat einen akuten Atemstillstand. Schicken Sie mir den Notarzt!"

• Legen Sie das Kind auf einen ebenen, harten Untergrund, beugen Sie seinen Kopf in den Nacken, heben Sie den Unterkiefer des Kindes leicht an und beginnen Sie unverzüglich mit der Atemspende.

• Sind mehrere Personen anwesend – evtl. um Hilfe rufen! –, so übernimmt ein Zweiter den Notruf!

• Sie beginnen in diesem Falle unverzüglich nach der Atemkontrolle mit der Atemspende.

• Kontrollieren Sie nach vier Beatmungen den Puls, falls kein Puls vorhanden, beginnen Sie mit der Herz-Lungen-Wiederbelebung.

Führen Sie diese Maßnahme bis zum Ingangkommen der Vitalfunktionen oder bis zum Eintreffen des Notarztes durch!

Ganz oder teilweise durch Fremdkörper verlegte Atemwege

Fremdkörper in der Luftröhre

Fremdkörper in der Speiseröhre, engt auch die Luftröhre ein

Erkennen

Das Kind bekommt plötzlich, z.B. während des Essens oder Spielens, keine oder kaum noch Luft. Es versucht heftig und schnell zu atmen. Man hört deutliche Atemgeräusche beim Einatmen (inspiratorischer Stridor).

Sie erkennen Einziehungen des Gewebes im Bereich der Schlüsselbeine, evtl. sogar des gesamten Brustkorbes, während der Bauch beim Atemversuch deutlich vorgewölbt wird.

Das Kind bekommt bläuliche Lippen, es hat deutlich erkennbar Erstickungsangst und hustet oder würgt krampfhaft.

Es kann nach kurzer Zeit auch das Bewußtsein verlieren.

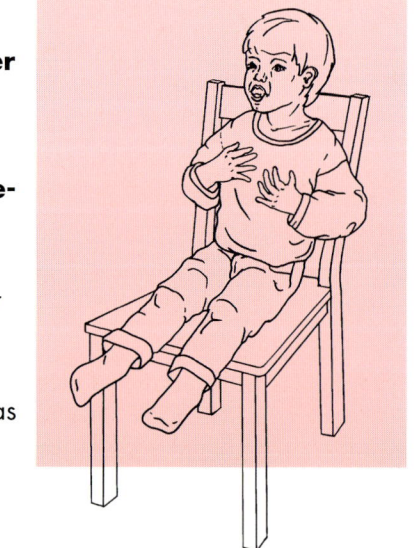

Säugling/Kleinkind

Freimachen der Atemwege

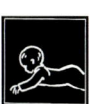

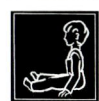

• Solange das Kind noch hustet oder würgt, aber zunehmend schlechter Luft bekommt, nehmen Sie es hoch, legen es je nach Alter mit dem Oberkörper nach unten auf ihre Hand und über Ihre Oberschenkel und **klopfen Sie dem Kind in rascher Folge mit dem Handteller bis zu 5mal zwischen die Schulterblätter.**
– Gelingt es dem Kind, den Fremdkörper auszuhusten oder herauszuwürgen und bessert sich der Zustand deutlich,so suchen Sie trotzdem zur weiteren Untersuchung und Behandlung den Arzt auf.

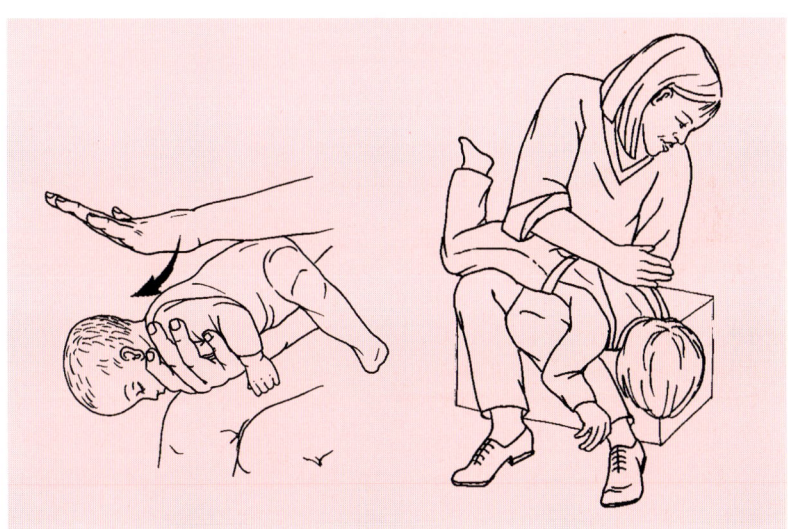

Wenn sich der Zustand verschlechtert:
• Verschlechtert sich der Zustand, d.h. das Kind wird zunehmend apathisch, so ergreifen Sie folgende Maßnahmen:

Notruf

Sind Sie allein zuhause, gehen Sie mit dem Kind auf dem Arm zum Telefon, wählen Sie die Nummer der Rettungsleitstelle und melden Sie: „Unser Kind, x Monate alt, hat akute Atemnot. Schicken Sie mir den Notarzt!"

Sind mehrere Personen anwesend – evtl. um Hilfe rufen! –, so übernimmt ein Zweiter den Notruf!

Da das Kind zu ersticken droht und Ihre Versuche, durch Klopfen auf den Rücken die Atemwege freizumachen gescheitert sind, können Sie als letzten Versuch folgende Methode anwenden:

- Klopfen Sie dem Kind wie beschrieben erneut bis zu 5mal mit dem Handteller zwischen die Schulterblätter.

- Legen Sie dann Ihre freie Hand auf den Rücken des Kindes und halten seinen Kopf – das Kind liegt jetzt zwischen ihren Händen. Kopf, Hals und Brust von der einen, den Rücken von der anderen Hand gestützt.

- Drehen Sie nun das Kind um – Kopf und Hals müssen gut gestützt werden – und legen Sie es Kopf nach unten auf ihren Arm, der auf ihrem Oberschenkel aufliegt.

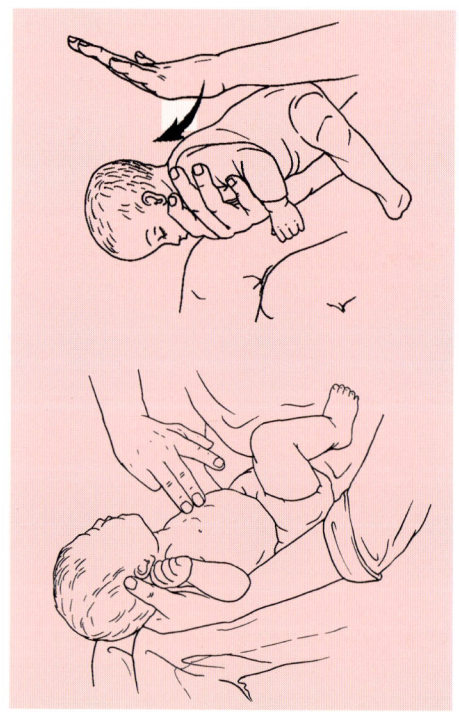

- Führen Sie nun bis zu 5 schnelle, nach unten gerichtete Kompressionen des Brustkorbs durch. Der Druckpunkt entspricht dem der Herz-Lungen-Wiederbelebung.

Ist das Kind bereits zu groß, um es mit einer Hand zu halten, so legen Sie es mit dem Rücken auf ihren Schoß. Der Kopf des Kindes muß tiefer liegen als sein Oberkörper und der Kopf muß gut gehalten werden.

In dieser Position führen Sie ebenfalls bis zu 5 schnelle, nach unten gerichtete Kompressionen des Brustkorbs durch.

(Hinweis: Diese Maßnahmen sind meistens nicht Bestandteil der von den Hilfsorganisationen angebotenen Erste-Hilfe-Ausbildung.)

- Sollte dabei die Atmung des Kindes nicht einsetzen, so versuchen Sie es zu beatmen. Achten Sie dabei auf die Ausatmung des Kindes nach Ihrem Beatmungsversuch. Bemerken Sie keine Ausatmung, sondern evtl. lediglich eine Vorwölbung des Bauches, so ist die Beatmung nicht gelungen.

Wiederholen Sie obige Maßnahmen und Ihre Beatmungsversuche bis zum Eintreffen des Notarztes.

Sollte auch der Puls des Kindes aussetzen, so ist unverzüglich mit der Herz-Lungen-Wiederbelebung zu beginnen (S. 34).

Schulkinder

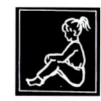

Die Wahrscheinlichkeit der Verlegung der Atemwege durch Fremdkörper nimmt bei älteren Kindern ab.

Ist es dennoch zu der beschriebenen Notfallsituation gekommen, so sind bei einem Kind, das noch husten, sprechen und schlucken kann, keine Maßnahmen zu ergreifen, ärztliche Behandlung ist jedoch unbedingt erforderlich.

Notruf

Wird das Kind zyanotisch, apathisch oder sogar bewußtlos und Sie sind allein zuhause, gehen Sie, falls möglich, mit dem Kind auf dem Arm zum Telefon, wählen die Nummer der Rettungsleitstelle und melden: „Unser Kind, x Jahre alt, hat akute Atemnot. Schicken Sie mir den Notarzt!"

Sind mehrere Personen anwesend – evtl. um Hilfe rufen! –, so übernimmt ein Zweiter den Notruf!

Freimachen der Atemwege

Klopfen Sie dem Kind in rascher Folge bis zu 5mal mit dem Handteller zwischen die Schulterblätter. Normalerweise gelingt es mit dieser Methode, die Atemwege wieder freizumachen.

Sollten auch bei wiederholten Versuchen die Atemwege nicht frei werden und das Kind zu ersticken drohen, so umfassen Sie das Kind von hinten, legen ihre geballte Faust mit der Daumenseite in den Bauch des Kindes und zwar mittig knapp oberhalb des Nabels und ziehen die Faust mit ihrer anderen Hand aufwärts in Richtung Zwerchfell und Wirbelsäule des Kindes zu sich her. Drücken Sie dabei jedoch nicht auf Brustbein oder Brustkorb. Achten Sie darauf, daß der Mund-Rachenraum des Kindes nach unten weist.

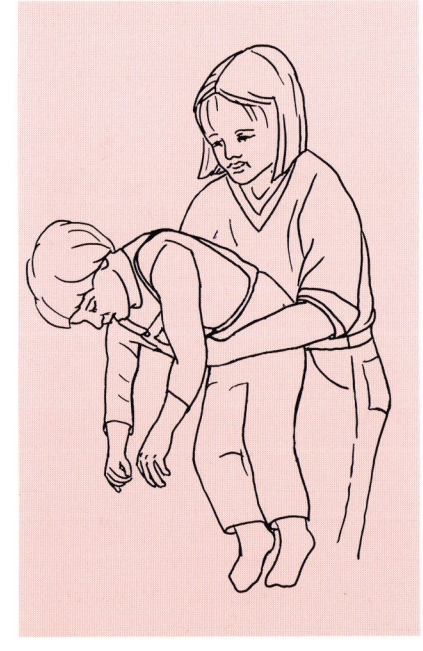

Eine andere Methode ist es, bei dem auf dem Rücken liegenden Kind mit beiden Händen mittig auf den Bauch knapp oberhalb des Nabels zu drücken, wobei der Druck nach oben gerichtet sein soll, um durch Hochdrücken des Zwerchfells den Druck im Brustkorb zu steigern. **Nicht seitlich abrutschen!**

(Hinweis: Diese Maßnahmen sind meistens nicht Bestandteil der von den Hilfsorganisationen angebotenen Erste-Hilfe-Ausbildung.)

Drücken Sie bei **beiden Methoden** – falls nötig – bis zu 5mal hintereinander. Es soll jedoch jeder „Druck" deutlich vom vorhergehenden abgesetzt sein.

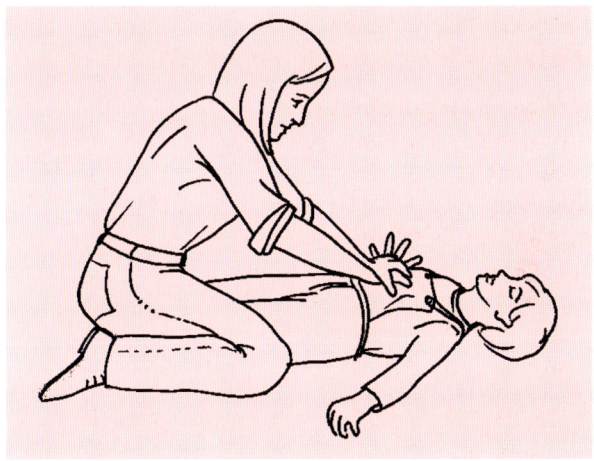

Beatmung

Bringt auch diese Maßnahme keinen Erfolg, so legen Sie das Kind mit dem Rücken auf einen ebenen, harten Untergrund, beugen seinen Kopf in den Nacken, heben seinen Unterkiefer an und beginnen mit der Atemspende.

Achten Sie dabei auf die Ausatmung des Kindes nach Ihrem Beatmungsversuch. Bemerken Sie keine Ausatmung, sondern evtl.

lediglich eine Vorwölbung des Bauches, so ist die Beatmung nicht gelungen.

Wiederholen Sie obige Maßnahme und Ihre Beatmungsversuche bis zum Eintreffen des Notarztes.

Sollte auch der Puls des Kindes aussetzen, so ist unverzüglich mit der Herz-Lungen-Wiederbelebung zu beginnen.

Durch Infektionskrankheiten oder allergische Reaktion hervorgerufene Verlegung der oberen Luftwege (Krupp-Anfall)

Erkennen

Bei den Infektionskrankheiten gilt es, die gefährliche, durch Bakterien hervorgerufene Schwellung des Kehldeckels (= Epiglottitis) von der meist harmloseren, durch Viren ausgelösten, Schwellungen hervorrufenden Entzündung des Kehlkopfes und der Luftröhre (=stenoisierende Tracheolaryngitis/Pseudokrupp) zu unterscheiden.

Die Gefahr der Epiglottitis – die durch Impfung eingeschränkt werden kann – besteht darin, daß sich relativ schnell eine vollständige Verlegung der Atemwege entwickelt. Das Kind muß so schnell es geht in ärztliche Behandlung gelangen, da akute Erstickungsgefahr besteht.

	Pseudokrupp	
Alter	3 – 4	2 – 7
Jahreszeit	Herbst/Winter	unterschiedlich
Uhrzeit	Nacht/Morgen	ganzer Tag
Ursache	Virus/Allergie	Bakterien
Verlauf	schleichend	rasch
Fieber	selten über 39°	hoch
Sekretion	unterschiedlich	schluckt nicht eintrocknender Speichel

Auch Masern oder die Dank Impfung seltene Diphterie können ähnliche Zustände hervorrufen.

Eine allergische Reaktion (z. B. auf Insektenstich) zeigt sich neben der Störung der Atmung (Pseudokrupp) oft durch Hautreaktionen (Rötung) und im weiteren Verlauf durch Störungen des Kreislaufs bis hin zum schweren Schock (siehe S. 52).

Stadien des Krupp-Anfalls:			
I	**II**	**III**	**IV**
Heiserkeit	bellender Husten	—	—
	beginnende Atemnot	—	—
	(Einziehen)	starke Atemnot	schwerste Atemnot
		Zyanose	bewußtlos
		Angst	

Maßnahmen

Epiglottitis

Bei **Verdacht auf Epiglottitis alarmieren Sie** in jedem Stadium des Krupp-Anfalls **den Notarzt!**

• Versuchen Sie **das Kind zu beruhigen, damit es ruhig atmet.** Das Kind wird sich aufsetzen wollen - unterstützen Sie es dabei, da es sitzend besser atmen kann.

• Überwachen Sie bis zum Eintreffen des Notarztes ständig die Atmung des Kindes.

• **Führen Sie keine Untersuchung des Rachenraumes des Kindes z.B. mit einem Spatel oder einem Löffelstiel durch - Sie könnten sofortigen Atemstillstand auslösen!**

• Bei Verschlechterung des Zustandes **(Stadium IV)** beginnen Sie unverzüglich mit der **Atemspende.**

Pseudokrupp

• Handelt es sich erkennbar um einen Pseudokrupp im Stadium I oder II, so versuchen Sie das Kind zu beruhigen. Sorgen Sie zudem für frische Luft im Zimmer oder gehen Sie mit dem Kind ins Badezimmer, lassen Sie heißes Wasser in die Badewanne einlaufen, der sich bildende Wasserdampf feuchtet die Atemluft des Kindes an und wirkt häufig reizlindernd.

• **Konsultieren Sie auf jeden Fall den Arzt.**

• Sollte sich der Zustand des Kindes weiter verschlechtern **(Stadium III),** so **alarmieren Sie unverzüglich den Notarzt!**

• Überwachen Sie bis zum Eintreffen des Notarztes ständig die Atmung des Kindes.

• Bei Verschlechterung des Zustandes **(Stadium IV)** beginnen Sie unverzüglich mit der **Atemspende.**

Allergische Reaktionen:

Im Vordergrund einer ausgeprägten allergischen Reaktion stehen Atemstörungen, die in ihrem Erscheinungsbild dem Pseudokrupp entsprechen.

Es ist jedoch zusätzlich zu bedenken, daß sich neben den Atemstörungen ein **Schock** entwickeln kann. Achten Sie daher auf jeden Fall – parallel zur Versorgung der Atemstörungen – auch auf Störungen im Herz-Kreislauf-Bereich!

• Solange das Kind keine Kreislaufprobleme (siehe S. 53) hat, sollte es halbsitzend gelagert werden (siehe S. 79).

• Bereits bei **beginnenden** Schockzeichen führen Sie die Schocklagerung (siehe S. 54/55) durch und alarmieren den Notarzt.

• Kontrollieren Sie ständig die Vitalfunktionen und führen Sie evtl. entsprechende Basismaßnahmen durch.

4. Ertrinkungsunfall

Erkennen

Sie haben ein Kind aus dem Wasser gerettet und stellen bei Überprüfung der Vitalfunktionen Bewußtlosigkeit und Atemstillstand fest.

Maßnahmen

• Sie beginnen **unverzüglich** nach dem Anheben des Unterkiefers und, je nach Alter des Kindes, nach dem Beugen des Kopfes in den Nacken, mit der zweimaligen Beatmung.

• Ergibt die anschließende Pulskontrolle auch das Vorliegen des Kreislaufstillstandes, so beginnen Sie unverzüglich mit der Herz-Lungen-Wiederbelebung.

• Alarmieren Sie sobald möglich den Rettungsdienst und fordern Sie den Notarzt an!

• **Unternehmen Sie keine Versuche, Wasser aus der Lunge des Kindes zu entfernen, Sie verschwenden damit nur Zeit und verlängern die Phase der Sauerstoffminderversorgung des Gehirns!**

• Sollte das Kind ausgekühlt sein, verlieren Sie keine Zeit mit Versuchen, das Kind anzuwärmen. Die Beatmung oder Herz-Lungen-Wiederbelebung ist keinesfalls zu verzögern!

Nur wenn weitere Helfer anwesend sind, kann das Kind gegen weitere Auskühlung geschützt werden.

5. Reiz- oder Rauchgasinhalation

Erkennen

Das Kind hat, z.B. bei einem Schwelbrand, Rauchgase eingeatmet.

Es hustet heftig und ringt nach Luft oder ist bewußtlos und hat im Extremfall Atem- und Herzkreislaufstillstand.

Maßnahmen

• **Bedenken Sie bei Rettungsversuchen, daß Sie in vergifteter Atmosphäre ebenfalls in akuter Gefahr sind. Gegen giftige Gase hilft nur ein umluftunabhängiges Atemschutzgerät, wie es die Feuerwehr bei entsprechenden Einsätzen verwendet. Ein feuchtes Tuch vor die Atemwege gehalten, hilft nur gegen Rußpartikel, nicht jedoch gegen gasförmige Substanzen!**

• Sollte Rettung möglich sein, so bringen Sie das Kind rasch in nicht vergiftete Luft und beginnen Sie je nach Zustand ohne weitere Verzögerung mit Atemspende oder Herz-Lungen-Wiederbelebung.

• Hat das Kind nur *eine Reizung der Atemwege erlitten, so ist dennoch ärztliche Behandlung unbedingt erforderlich, da es gilt, Spätkomplikationen (toxisches Lungenödem) durch entsprechende medikamentöse Therapie zu verhindern.*

6. Verletzungen des Brustkorbs

Erkennen

Nicht nur bei Verkehrsunfällen, sondern auch bei häuslichen Unfällen, z.B. beim Spielen, kann es zu Verletzungen des Brustkorbs kommen. Denken Sie bei entsprechendem Unfallhergang und anschließend auftretenden Atembeschwerden oder sogar Atemnot an diese Möglichkeit!

Sie sehen evtl. zusätzlich zu den bereits beschriebenen Zeichen der Atemnot seitenverschiedene Atem – bewegungen des Brustkorbs und/oder erkennen oder tasten Brüche der Rippen.

Maßnahmen

1. Wenn die Atmung aussetzt:

Notruf

• Wird das Kind zyanotisch, apathisch oder sogar bewußtlos und Sie sind allein zuhause, gehen Sie, falls möglich, mit dem Kind auf dem Arm zum Telefon, wählen die Nummer der Rettungsleitstelle und melden: „Unser Kind, x Jahre alt, hat akute Atemnot. Schicken Sie mir den Notarzt!"

• Sind mehrere Personen anwesend – evtl. um Hilfe rufen! –, so übernimmt ein Zweiter den Notruf!

Beatmung

• Legen Sie das Kind mit dem Rücken auf einen ebenen, harten Untergrund, beugen seinen Kopf in den Nacken, heben seinen Unterkiefer an und beginnen mit der Atemspende.

• Nach zwei Beatmungen kontrollieren Sie den Puls des Kindes.

• Bei Pulslosigkeit unverzüglich Herz-Lungen-Wiederbelebung einleiten, bei vorhandenem Puls weiterbeatmen!

2. Bei vorhandener Atmung

• Bei behinderter, aber noch ausreichender Atmung des Kindes, rufen Sie ebenfalls den Rettungsdienst.

Die richtige Lagerung:

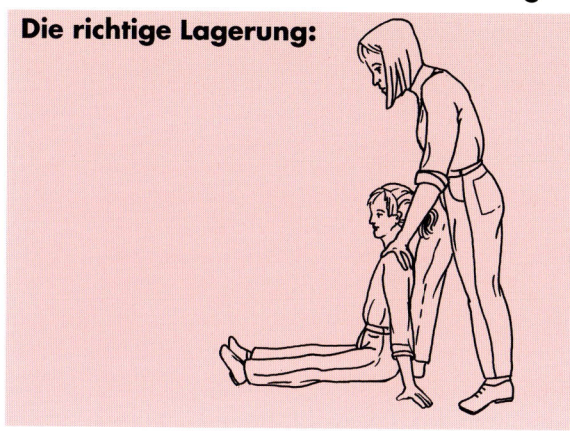

• Beruhigen und trösten Sie das Kind, es soll sich in der ihm bequemsten Position setzen oder legen, wobei es meistens sitzen wird.

• Evtl. erkennbare Verletzungen versorgen Sie mit einer sterilen Wundauflage (Verbandtuch).

• Vitalfunktionen kontrollieren!

• Beobachten Sie laufend den Zustand des Kindes, um eine Verschlechterung sofort zu erkennen.

7. Lebensbedrohliche Störungen des Herz-Kreislauf-Systems

Direkte Funktionsausfälle des Herzens, wie sie beim Erwachsenen die häufigste Notfallsituation (z.B. Herzinfarkt) darstellen, kommen bei Kindern, abgesehen von angeborenen Herzfehlern, praktisch nicht vor.

Auch Infektionskrankheiten, die den Herzmuskel oder die ihn umgebenden Gewebeschichten angreifen und somit zu Störungen der Herzfunktion führen können, sind im Normalfall, da entsprechende Erkrankungen vorausgehen, Gegenstand ärztlicher Behandlung und dürften kaum zu unerwarteten Notfallsituationen führen.

Unabhängig von diesen Überlegungen ist jedoch zu sagen, daß die bereits beschriebenen Basismaßnahmen wie stabile Seitenlage, Beatmung oder Herz-Lungen-Wiederbelebung, selbstverständlich immer bei Vorliegen der entsprechenden Anzeichen durchzuführen sind.

Der Schwerpunkt liegt dabei auf den Maßnahmen zur Behebung lebensbedrohlicher Störungen der Atmung (Seite 66), die in dem gleichlautenden Kapitel dargestellt wurden, denn die meisten Funktionsstörungen des Herz-Kreislauf-Systems bei Kindern sind Folge einer bereits länger bestehenden Sauerstoffminderversorgung und damit Schädigung des Gehirns, von der letztendlich auch die Regulation des Kreislaufs betroffen ist. Der auslösende Faktor war jedoch eine Atemstörung.

Plötzlicher Kindstod
(**S**udden **I**nfant **D**eath **S**yndrome)

Auch beim plötzlichen Kindstod (SIDS), dessen Auftreten auf das erste Lebensjahr beschränkt ist, ist wohl der auslösende Faktor ein durch Fehlsteuerung des Gehirns hervorgerufener Atemstillstand.

Da der Herz-Kreislauf-Stillstand jedoch eng an den Atemstillstand gekoppelt ist, hat das Kind, wenn es entdeckt wird, sowohl Atem- als auch Herz-Kreislauf-Stillstand.

• Einzige Möglichkeit, das Kind zu retten, ist der sofortige Beginn der Herz-Lungen-Wiederbelebung bei gleichzeitiger Alarmierung des Rettungsdienstes.

Da der Faktor Zeit wie immer die entscheidende Rolle spielt, werden Kinder mit erkanntem Risiko (z.B. Frühgeburt, Probleme bei der Geburt, bereits ein Kind mit SIDS in der Familie) mit entsprechenden Überwachungssystemen ausgestattet und die Eltern entsprechend eingewiesen.

• Unabhängig davon dürfte jedoch die Empfehlung gelten, daß Kinder bis zu einem Jahr, zumindest wenn sie an einem Infekt z.B. der oberen Luftwege erkrankt sind, sehr gut überwacht werden sollten. Konkret gesprochen sollte man Säuglinge nicht allein in einem Zimmer schlafen lassen.

Denn, soviel scheint nach Auswertung statistischer Unterlagen festzustehen, eine endgültige Festlegung, welche Kinder vom plötzlichen Kindstod bedroht sind und bei welchen eine Bedrohung sicher auszuschließen ist, wird es wohl nicht geben.

Einzige Vorsorgemaßnahme ist neben der Überwachung von vermuteten Risikokindern eine gute und dauernde Überwachung aller Kinder und das Training der Eltern in der Technik der Herz-Lungen-Wiederbelebung.

Unfälle durch elektrischen Strom

Neben möglichen Verbrennungen liegt die Hauptgefahr dieser Unfälle bei der Einwirkung des elektrischen Stroms auf den Herzmuskel. Es kann, bei entsprechender Dauer und Intensität der Durchströmung, dazu kommen, daß das Herz keine regulären Pumpaktionen mehr durchführen kann. Der Muskel arbeitet unkontrolliert (z.B. Kammerflimmern) und, von den Auswirkungen auf das Kreislaufsystem betrachtet, ist dieser Zustand dem Herzstillstand gleichzusetzen.

Erstmaßnahmen:

● **Sich nicht in Gefahr bringen!**

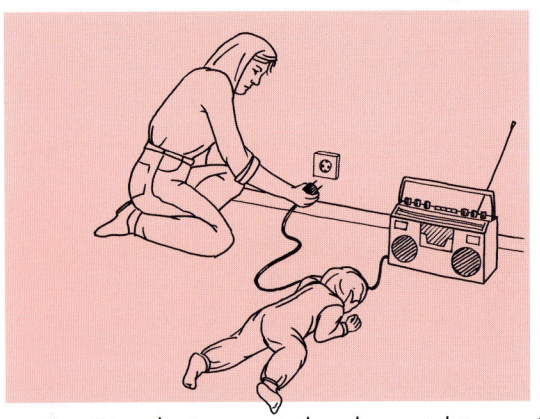

● Hängt das Kind noch an der Fehlerstromquelle, so müssen Sie vor jeder weiteren Hilfeleistung erst das Gerät abschalten, den Stecker ziehen oder die Sicherung für den jeweiligen Bereich ausschalten.

● Erst wenn kein Strom mehr fließt, können Sie das Kind anfassen!

● Ist es nicht möglich, den Stromkreis zu unterbrechen, so können Sie bei Unfällen im Haushaltsbereich versuchen, das Kind von der Fehlerstromquelle wegzuziehen.

● Fassen Sie das Kind nicht direkt an, sondern verwenden Sie einen trockenen, schlecht leitenden Gegenstand wie z.B. einen Besenstiel aus Holz, einen Ledergürtel oder ein Kleidungsstück, um das Kind von der Fehlerstromquelle wegzuziehen.

● Achten Sie dabei darauf, daß Sie selbst gut isoliert stehen – gefährlich sind hier insbesondere Feuchträume wie Badezimmer und Waschküche.

• Basismaßnahmen durchführen!

• Erst wenn das Kind nicht mehr in den Fehlerstromkreis einbezogen ist, führen Sie die Kontrolle der Vitalfunktionen durch und ergreifen die notwendigen Basismaßnahmen. Rechnen Sie mit dem Kreislaufstillstand!

Auf weitere Verletzungen achten

• Sind die Vitalfunktionen des Kindes nicht beeinträchtigt, so untersuchen Sie das Kind auf eventuelle Verletzungen. Punktförmige Brandwunden finden Sie dort, wo das Kind z.B. mit einem Draht in Berührung kam. Meistens befinden sich diese Verletzungen an den Händen, bei Kleinkindern auch an der Zunge. Äußere Verletzungen werden keimfrei abgedeckt.

• Denken Sie auch an die Möglichkeit, daß das Kind zu Boden gestürzt ist und sich bei dem Sturz verletzt haben könnte.

• Selbst wenn jedoch das Kind keine Störung der Vitalfunktionen hatte und keine äußeren Verletzungen aufweist, sollten Sie es dem Arzt vorstellen, da z.B. der Herzrhythmus auch noch einige Zeit nach dem Unfall störungsanfällig sein kann. Entsprechende Kontrollen sind daher notwendig.

Bei Hochspannungsunfällen: Notruf!

Bei Hochspannungsunfällen (Spannung über 1000 Volt - entsprechende Warnschilder beachten!), die selten vorkommen, jedoch nicht völlig auszuschließen sind – Vorsicht z.B. beim Spielen älterer Kinder in der Nähe von Eisenbahnanlagen oder Stromversorgungseinrichtungen – ist Hilfe für das verunglückte Kind nur durch Fachpersonal zu leisten.

Jede Annäherung an die Hochspannungseinrichtungen bedeutet akute Lebensgefahr (Lichtbogen!).

Einzige Maßnahme ist sofortiger Notruf mit genauer Angabe der Unfallsituation und Hinweis auf den Hochspannungsunfall, so daß das Kind rasch durch Fachpersonal aus dem Gefahrenbereich gerettet werden kann.

8. Durchfallserkrankungen – Erbrechen

Gelegentliches Erbrechen oder das Absetzen von wässrigem Stuhl ist sicherlich nicht automatisch ein Notfall.

Auf großen Flüssigkeitsverlust achten!

Kritisch wird die Situation, wenn insbesondere ein Säugling oder Kleinkind Anzeichen eines akuten Brechdurchfalls (akute Gastro-enteritis) zeigt, d.h. wenn es neben der Brechneigung auch zu mehr als 3 durchfälligen Stühlen pro Tag kommt.

Die Ursache ist eine in unseren Breiten meist durch Viren oder Bakterien hervorgerufene Infektion.

Gerade der Säugling ist durch den von Erbrechen und Durchfall ausgelösten Flüssigkeitsverlust deswegen besonders gefährdet, da sich sein Wasserhaushalt deutlich von dem des Erwachsenen unter-scheidet:

Wasserhaushalt pro Tag *(nach Gamble):*

	Einnahme	extrazelluläre Flüssigkeit	Abgabe (Urin, Stuhl, Verdunstung)	Verhältnis von Abgabe zu extrazellulärer Flüssigkeit
Säugling Gewicht 7 kg	700 cm³	1400 cm³	700 cm³	1 : 2
Erwachsener Gewicht 70 kg	2000 cm³	14 000 cm³	2000 cm³	1 : 7

Säugling: **Einnahme/Abgabe : extrazelluläre Flüssigkeit**

1 : 2

Erwachsener: Einnahme/Abgabe : extrazelluläre Flüssigkeit

1 : 7

Das Verhältnis von 1 : 2 zwischen Abgabe und extrazellulärer Flüssigkeit des Säuglings bedeutet, daß bei durch Erbrechen und Durchfall gesteigerter Abgabe von Flüssigkeit der Säugling relativ schnell austrocknen kann (Exsikkose).

Der Grund für den bei Durchfall in kurzer Zeit eintretenden Verlust großer Flüssigkeitsmengen liegt in dem großen Volumen (etwa 4,5 l), das pro Tag im Verdauungssystem umgesetzt wird. Bei ungestörter Funktion werden nur etwa 0,1 l als sog. Stuhlwasser abgegeben, bei gestörter Rückgewinnung der Flüssigkeit im Darm dagegen deutlich größere Mengen.

Dieser Vorgang kann auch nicht durch beliebig hohe Flüssigkeitsaufnahme unterbrochen werden, da der Säugling wegen der zusätzlichen Brechneigung nur sehr begrenzte Flüssigkeitsmengen aufnehmen kann.

Erkennen

• Appetitlosigkeit ist häufig erstes Zeichen,
• Fieber,
• Durst,
• dünne, stinkende Stühle, jedoch oft erst nach einem Tag,
• Unruhe,
• Gewichtsverlust, daher bei Infektionsverdacht das Kind wiegen, um einen zuverlässigen Vergleichswert zu besitzen.

Im fortgeschrittenen Stadium kann es dann auf Grund der Austrocknung zur Antriebslosigkeit der Kinder, im Extremfall zur Bewußtlosigkeit wegen Kreislauf- und Nierenversagens kommen.

Kennzeichen

Wichtigstes Kriterium ist der Gewichtsverlust, da ein Verlust von mehr als 5% bereits eine leichte Austrocknung bedeutet, schwer krank ist das Kind ab einem Gewichtsverlust von 10%.

Bereits deutliche Austrocknungskennzeichen sind eine verminderte Spannung der Haut, so daß im fortgeschrittenen Stadium Falten sich nicht mehr glätten, die Kinder sehen eingefallen und „alt" aus.

Die Augen liegen tief, die Haut ist kühl und blaß.

Die abgegebene Urinmenge geht zurück, die Kinder, die anfänglich unruhig sind, werden immer ruhiger, sind bald nur noch bedingt ansprechbar und können bewußtlos werden.

Maßnahmen

Wie immer der wichtigste Schritt ist das Erkennen der Störung.

Bei einsetzendem Durchfall oder Erbrechen für ausreichende Flüssigkeitsaufnahme sorgen.

Optimal sind für diese Fälle hergestellte Getränke, die ausreichend Elektrolyte und Glukose enthalten(z.B. Oralpädon, um das bekannteste Präparat zu nennen).

Ersatzweise kann bei größeren Kindern in der Anfangsphase löffelweise Cola ohne Kohlensäure gegeben werden.

Gleichzeitig sollte die Ernährung sofort auf sog. Heilnahrung, die als Fertigprodukt zu erwerben ist, umgestellt werden.

Zur weiteren Abklärung mit dem Hausarzt Verbindung aufnehmen.

Nur wenn das Kind außer dem Durchfall und dem Erbrechen keine weiteren Probleme hat, können mit diesen Maßnahmen (Getränk + Heilnahrung), z.B. im Urlaub 1 bis 2 Tage überbrückt werden.

Wenn der Durchfall dann nicht beendet ist, sollte auf jeden Fall ein Arzt aufgesucht werden.

Vorsicht bei Kindern, die auf die regelmäßige Einnahme von Medikamenten angewiesen sind. Da die Aufnahme der Medikamente nicht gewährleistet ist, ist auf jeden Fall ein Arzt zu befragen.

9. Vergiftungen

Grundsätzlich ist zu bemerken, daß die meisten Vergiftungen bei Kindern durch entsprechende **Vorsichtsmaßnahmen vermieden werden könnten.**

Größte Gefahr droht Kindern im Alter zwischen 1 und 3 Jahren, die an nicht sicher aufbewahrten giftigen Stoffen naschen.

An erster Stelle sind hier Arzneimittel (42%) zu nennen, gefolgt von Haushaltmitteln, Farben und Lösungsmitteln (26%). Pflanzenschutz- mittel, Düngemittel und sonstige chemischen Substanzen nehmen einen Anteil von 17% ein, giftige Pflanzen, die oft als besondere Gefahr betrachtet werden, bewirken nur 8% der Vergiftungen (nach E.G. Krienke).

Gefährlichster Ort ist die Küche!

Erstmaßnahmen

Anruf bei Vergiftungsinformationszentrale

• Haben Sie beobachtet, daß ein Kind einen möglicherweise giftigen oder in anderer Weise schädlichen, z.B. ätzenden Stoff ein- genommen hat, **das Kind aber noch keine Vergiftungser- scheinungen zeigt** (es hat keine erkennbare Störung der Vitalfunk- tionen, keine Schmerzen, Brechreiz, Übelkeit, ist weder schläfrig noch übererregt), so setzen Sie sich unverzüglich telefonisch mit der nächsten Vergiftungsinformationszentrale (Telefonnummern am Ende des Kapitels, auch die Telefonauskunft der Post kann die jeweils aktuelle Nummer nennen!) in Verbindung. Beobachten Sie das Kind und halten Sie die Verpackung des aufgenommenen Stoffes bereit, um genaue Angaben machen zu können. Sie erhalten von der Vergif- tungsinformationszentrale Auskunft über evtl. einzuleitende Maßnah- men.

Je früher Sie sich informieren, desto schneller kann, falls nötig, geholfen werden!

Notruf und Basismaßnahmen

Zeigt das Kind bereits Vergiftungserscheinungen und sind die Vital-funktionen gefährdet (Atmung, Bewußtsein, Herz-Kreislauf), **so ergreifen Sie unverzüglich die entsprechenden Basismaß-nahmen.**

Sich nicht in Gefahr bringen!

Denken Sie daran, daß einige, wenn auch selten sich ereignende Vergiftungen, auch für Sie gefährlich werden können (Rauchgase, ätzende Säuren und Laugen, Pflanzenschutzmittel).

• Versuchen Sie daher auch bei der Hilfeleistung den Kontakt mit dem Gift zu vermeiden.

• Im besten Fall gleichzeitig mit den Basismaßnahmen alarmieren Sie über die Notrufnummer den Rettungsdienst.

Es hat zu diesem Zeitpunkt keinen Sinn, die Vergiftungsinformations-zentrale anzurufen. Sie brauchen jetzt einen Notarzt vor Ort, deswe-gen wählen Sie die Notrufnummer des Rettungsdienstes!

Beim Notruf zu beachten

• Weisen Sie deutlich darauf hin, daß es sich bei diesem Notfall *um ein Kind handelt, das eine Vergiftung erlitten hat.*

• Wenn es ohne Zeitverlust möglich ist, nehmen Sie die Verpackung des giftigen Stoffes mit zum Telefon, damit Sie **Produktname, Hersteller** etc. nennen können.

Wichtig ist auch, falls Ihnen bekannt, die **Menge des Stoffes**, die das Kind eingenommen hat **und der mögliche Zeitpunkt der Gifteinnahme.**

• Fragen Sie, ob Sie bis zum Eintreffen des Notarztes bereits Maß-nahmen der Giftentfernung durchführen können!

Maßnahmen zur Giftentfernung:

Giftaufnahme über den Verdauungsweg

Hat das Kind den giftigen Stoff gegessen oder getrunken, so bestehen zwei Möglichkeiten der Giftentfernung – **Verdünnung des Stoffes im Magen oder Auslösen von Erbrechen.**

• **Führen Sie diese Maßnahmen nur auf Anweisung der Vergiftungsinformationszentrale oder Rettungsleitstelle durch!**

• **Grundvoraussetzung dieser Maßnahmen ist das vollkommen klare Bewußtsein des Kindes – es besteht sonst Erstickungsgefahr!**

1. Verdünnung

• Hat das Kind eine nicht schäumende, ätzende Substanz gegessen oder getrunken (z.B. ätzende Haushaltsreiniger, Spülmittel für Geschirrspülmaschinen, Natronlauge) so geben Sie ihm **reichlich Wasser oder Tee** zu trinken.

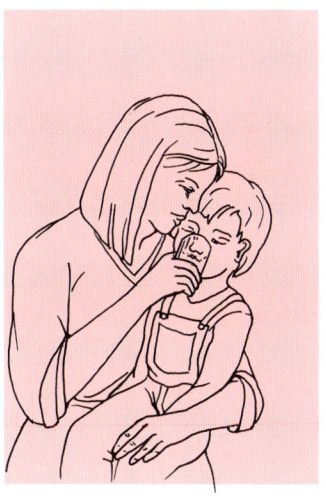

• Geben Sie **keine kohlensäurehaltigen Getränke und keine Milch.** Achten Sie darauf, daß das Kind aufgrund der Flüssigkeitsaufnahme keinen Brechreiz verspürt, beim Erbrechen würde die Säure oder Lauge wieder mit der Speiseröhre in Berührung kommen, was zur erneuten Schädigung führen würde.

2. Erbrechen

Atemwege freihalten!

• Erbricht das Kind von sich aus, so achten Sie darauf, daß die Atemwege freibleiben. Halten, stützen oder lagern Sie das Kind so, daß Erbrochenes aus dem Mund herauslaufen kann. Säubern Sie im Zweifelsfall Mund und oberen Rachenraum z.B. von Speiseresten.

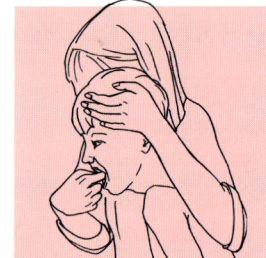

• Sollen Sie das Kind zum Erbrechen bringen, so reizen Sie bekannterweise die Rachenhinterwand (Finger in den Rachen). Hat das Kind wenig im Magen und würgt nur, so geben Sie ihm Wasser oder Saft zu trinken und wiederholen das Verfahren. **Geben Sie dem Kind kein Salzwasser zu trinken!**

Um es noch einmal deutlich zu sagen:

Nicht erbrechen sollten Kinder,

• die nicht vollkommen wach sind
• die Krämpfe haben
• die ätzende Substanzen gegessen oder getrunken haben
• die Lösungsmittel, Benzin o.ä. getrunken haben
• die schaumbildende Mittel (waschaktive Substanzen = Tenside, z.B. Spülmittel) gegessen oder getrunken haben;

Giftreste aufbewahren!

• Hat das Kind erbrochen, so sollten Sie, falls möglich, zumindest einen Teil des Erbrochenen aufbewahren, da es u.U. für Laboruntersuchungen z.B. zur genauen Giftbestimmung benötigt wird.

• Dies gilt auch für andere Ausscheidungen des Kindes und Giftreste z.B. bei Vergiftung durch Nahrungsmittel, Pflanzen, Pilze o.ä..

Giftaufnahme über Haut oder Schleimhäute

• Hat sich das Kind Säure oder Lauge über die Haut und die Kleidung gegossen, so ist **benetzte Kleidung sofort auszuziehen. Anschließend wird die Haut, die mit Säure oder Lauge in Berührung gekommen ist, mit Wasser abgespült. Dabei muß darauf geachtet werden, daß die Spülflüssigkeit nicht über den Körper des Kindes läuft.**

Augenverätzung

• **Unverzüglich mit Wasser spülen!**

• Sind Säure oder Lauge in das Auge gelangt, so muß ohne jeden Zeitverlust das Auge mit Wasser gespült werden. Da das Kind das verätzte Auge nicht selbst offenhalten kann, muß man mit Daumen und Zeigefinger einer Hand die Augenlider öffnen. Das Wasser wird aus dem Wasserhahn, der Brause, einem Becher o.ä. ohne großen Druck über das Auge gegossen und zwar vom inneren Augenwinkel nach außen. Dadurch läuft – bei einseitiger Verätzung wichtig – die Spülflüssigkeit nicht in das andere Auge hinüber.

• *Das Spülen des Auges wird bis zum Eintreffen des Rettungsdienstes und evtl. bis zum Erreichen der Klinik fortgesetzt. Augenärztliche Versorgung ist anschließend in jedem Fall erforderlich.* Ein direkter Transport des Kindes in die Augenklinik ohne vorher das Auge gespült zu haben, kann die Sehkraft des Auges gefährden.

Verabreichung eines falschen Zäpfchens

• **Zäpfchen mit dem Finger wieder entfernen!**

• Säuglinge sind gefährdet, wenn ihnen versehentlich ein für Erwachsene bestimmtes Zäpfchen verabreicht wird. Wird der Irrtum erkannt, sollte parallel zu den Basismaßnahmen versucht werden, das Zäpfchen, das sich evtl. noch nicht vollkommen aufgelöst hat, mit dem Finger wieder zu entfernen.

Giftaufnahme über die Atemwege

Das Problem der Gasvergiftung wurde bereits im Kapitel „Lebensbedrohliche Störungen der Atmung" behandelt.

• **Im Vordergrund steht die Rettung des vergifteten Kindes, wobei unbedingt Eigenschutz des Helfers beachtet werden muß. Vielfach ist der rasche und präzise Notruf die beste Hilfe, da Rettung nur durch Personal mit entsprechender Atemschutzausrüstung möglich ist -** zu rechnen ist bei einem Wohnungsbrand u.a. mit Kohlenmonoxid, Kohlendioxid, Blausäure, Ammoniak und Salzsäure!

• War Rettung möglich, so ist die beste Maßnahme der Giftentfernung, das Kind frische Luft atmen zu lassen. Evtl. ist nach Gas riechende Kleidung zu entfernen und das Kind in Decken einzuwickeln.

• **Atmung kontrollieren!**

• Ist die Atmung beeinträchtigt, so ist das Kind sitzend mit den Armen nach hinten abgestützt zu lagern, ist die Atmung unzureichend, müssen unverzüglich die entsprechenden Basismaßnahmen ergriffen werden.

Für Kinder kritische Mengen häufig vorhandener giftiger Substanzen
(nach E.G.Krienke)

1000 ml = 1 Liter,
ein Schnapsglas = 20 ml,
ein Eßlöffel = ca. 8 – 10 ml,
ein Teelöffel = ca. 3 – 4 ml

Alkohol
Ein Blutalkoholspiegel von 1 bis 2 Promillen führt bereits zu tiefer Bewußtlosigkeit. Die Gefährdung ist bekannterweise abhängig von der aufgenommenen Alkoholmenge und dem Körpergewicht des Kindes. Besonders gefährlich sind alkoholische Getränke mit hohem Alkoholgehalt und süßem Geschmack (Likör o.ä.), weil davon eventuell auch größere Mengen getrunken werden.
Vorsicht wegen des süßen Geschmacks auch mit Kühlerfrostschutz (Äthylenglycol)!

Benzin
(Treibstoff, Waschbenzin)
Schwere Vergiftungen drohen bei Einnahme von mehr als 3ml pro Kilogramm Körpergewicht.

Blausäure
(In verschiedenen Substanzen, im Haushalt bittere Mandeln!)
Die tödliche Dosis liegt etwa bei einer bitteren Mandel pro Kilogramm Körpergewicht.

Codeinhaltige Hustensäfte
Schmecken meist süß, daher von Kindern gerne getrunken.
Ab 5mg pro Kilogramm Körpergewicht ist die Atmung gefährdet.

Kochsalz
Aufnahme von mehr als 1g pro Kilogramm Körpergewicht kann zu Regulationsstörungen des Wasserhaushalts des Kindes führen.

Nikotin

Gefährlich ist die Aufnahme von
1/3 Zigarette für ein 1 jähriges Kind
1/2 Zigarette für ein 2 jähriges Kind
3/4 Zigarette für ältere Kinder.
Zigarettenkippen enthalten höhere Nikotinkonzentrationen, sind daher noch gefährlicher!

Paracetamol (=Fieberzäpfchen)

Die gefährliche Dosis liegt bei 100mg pro Kilogramm Körpergewicht. Ein Fieberzäpfchen für Säuglinge enthält 125 mg, ein Fieberzäpfchen für Kleinkinder 250 mg.

Quecksilber (eventuell im Fieberthermometer)

Die metallische Form des Quecksilbers, die aus einem zerbrochenen Fieberthermometer verschluckt werden kann, ist *ohne Haut- und Schleimhautverletzungen* kaum bedenklich. Information über Vergiftungsinformationszentrale! – Sicherheitshalber Quecksilberthermometer gegen elektrische Thermometer austauschen!

Medikamente

Giftwirkung substanz- und dosisabhängig, zum Glück werden kritische Dosen von kleinen Kindern selten aufgenommen. Bei möglicher Vergiftungssituation jedoch immer Information über die Vergiftungsinformationszentrale. Bei Jugendlichen können größere Mengen von Schmerz- und Beruhigungsmitteln wegen möglicher Rauschwirkung oder in selbstmörderischer Absicht genommen werden.

Lösungsmittel (z.B. Trichloräthylen), Klebstoffe

Die Dämpfe dieser Stoffe werden wegen berauschender Wirkung von Jugendlichen eingeatmet. Vorsicht bei entsprechendem typischem Geruch und auffällig hohem Verbrauch solcher Stoffe. Sicherheitshalber nur Produkte ohne entsprechende Inhaltsstoffe einkaufen.

Drogen

Bei Jugendlichen mit Vergiftungserscheinungen oder nicht zu erklärender Bewußtlosigkeit auch an die Möglichkeit eines Drogennotfalles denken.

Telefonnummern der Vergiftungsinformationszentralen:
(Stand 5/94)

Die Telefonnummer der nächsten Vergiftungszentrale können Sie auch direkt bei Ihrer Postauskunft erfragen!

Alte Bundesländer:

Berlin
030/30 35 - 42 91
            - 38 40 (Kinderärzte)
Klinikum Charlottenburg
Reanimationszentrum

Berlin
030/3 02 30 22
Universitäts-Kinderklinik (KAVH)

Bonn
02 28/2 87 32 11
Universitäts-Kinderklinik

Braunschweig
05 31/5 95 22 33
Zentrale 05 31/59 50
Städt. Klinikum

Bremen
04 21/497 -52 68
             -50 10
             -50 12 Kinderklinik
Zentrale: 04 21/49 70
Klinik für Innere Medizin –
Zentralkrankenhaus

Freiburg
07 61/2 70 43 61
Zentrale: 0761/27 00
Universitäts-Kinderklinik

Göttingen
05 51/39 62 39
Zentrale: 05 51/3 90
Klinikum Göttingen

Hamburg
0 40/63 85 -33 45
              -33 46
Zentrale: 040/6 38 51
Krankenhaus Barmbek

Homburg/Saar
0 68 41/16 22 57
Zentrale: 0 68 41/1 60
Universitäts-Kinderklinik
im Landeskrankenhaus

Kiel
04 31/5 97 42 68
1. Med. Universitäts-Klinik

Koblenz
02 61/21 11
Zentrale: 02 61/49 91
Städt. Krankenhaus Kemperhof

Ludwigshafen
06 21/50 34 31
Zentrale: 0621/50 31
Städt. Krankenanstalten

Mainz
06 31/23 24 66
II. Med. Klinik u. Poliklinik
der Universität

München
0 89/41 40-22 11
II. Med. Klinik rechts der Isar
der TU

Nürnberg
09 11/3 98 24 51
Zentrale: 0911/39 81
II. Med. Klinik d. Städt.
Krankenhaus-Anstalten

Neue Bundesländer:*

***Sammelnummer für
neue Bundesländer**

**Toxikologischer Auskunfts-
dienst in Erfurt:**

03 61/73 07 30

Dresden
03 51/58 31 - 52 54
Zentrale: 0351/45 80

Greifswald
0 38 34/22 11

Halle
03 45/67 15 97

Leipzig
03 41/31 19 16
Zentrale: 03 41/39 70

Österreich:

Wien
12 22/43 43 43

Schweiz:

Zürich
01/2 51 51 51

Fallbeispiele

Bei den skizzierten Maßnahmen kann es sich selbstverständlich nur um Lösungsvorschläge handeln, da jede Situation sich im Einzelfall abweichend präsentiert und entsprechend evtl. geändertes Vorgehen erfordert. Lesen Sie die Fallbeispiele im Sinne des in der Einleitung angesprochenen „mentalen Trainings".

Fallbeispiel 1: Vergiftung

Ihr Kind hat in einem unbeobachteten Augenblick aus einem Behälter mit Haushaltsreiniger getrunken. Sie wissen nicht, ob das Kind erhebliche Mengen getrunken hat, da es einen Teil wieder ausspuckte. Momentan zeigt es jedenfalls keine Vergiftungserscheinungen.

Maßnahmen:

Sie kontrollieren zuerst die Vitalfunktionen. Das Kind ist ansprechbar, es hat keine Probleme mit Atmung oder Herz-Kreislauf-System.

Zusätzlich:

• Fragen Sie das Kind nach weiteren Anzeichen für eine Vergiftung wie Schmerzen, Übelkeit, Brechreiz etc.;

• Achten Sie auch auf äußere Veränderungen wie blasse, feuchte Haut, Rötungen der Haut etc.;

Sollten die Vitalfunktionen gestört sein, so sind sofort entsprechende Basismaßnahmen zu ergreifen und parallel dazu ist unverzüglich über die Rettungsleitstelle unter Hinweis auf das von einer Vergiftung betroffene Kind der Notarzt zu alarmieren.

Wenn die Vitalfunktionen momentan erhalten und keine Vergiftungserscheinungen feststellbar sind, so gehen Sie folgendermaßen vor:

• Sie nehmen die Packung des Haushaltsreinigers zur Hand und rufen die nächste Vergiftungsinformationszentrale an (Telefonnummern der Vergiftungsinformationszentralen siehe S. 97 + 98); dabei beobachten Sie das Kind weiterhin;

• die weiteren Maßnahmen ergreifen Sie nach Anweisung der Vergiftungsinformationszentrale.

• Sollten Sie im weiteren Verlauf beginnende Störungen der Vitalfunktionen erkennen, so sind unverzüglich Basismaßnahmen zu ergreifen!

• Der Notruf erfolgt über die Rettungsleitstelle (nicht über die Vergiftungsinformationszentrale, da jetzt Hilfe vor Ort – sprich Notarzt – erforderlich ist!)

Fallbeispiel 2: Fieberkrämpfe

Ein Kind im Alter von zwei Jahren ist an einer Infektionskrankheit erkrankt.

Das Kind hat seit einiger Zeit bereits hohes Fieber.

Plötzlich beginnt es zu krampfen, d.h. Sie beobachten sowohl oberflächliche Zuckungen am ganzen Körper als auch längeranhaltende und intensivere Verkrampfungen.

Seine Haut wird leicht bläulich und es ist momentan nicht ansprechbar. Während Sie bereits die Vitalfunktionen kontrollieren, lösen sich die Krämpfe, das Kind ist noch leicht benommen, Atmung und Herz-Kreislauf-System funktionieren jedoch störungsfrei.

Maßnahmen:

• Notruf mit Hinweis auf kurzfristige Bewußtlosigkeit;

• weitere ständige Kontrolle der Vitalfunktionen;

• bei ausgeprägter Benommenheit als sicherste Lagerung die Stabile Seitenlage.

Zusätzlich:

• Um die Körpertemperatur etwas zu senken, das Kind nicht warm zudecken, es „luftig" anziehen und lediglich darauf achten, daß es nicht im Zug liegt.

• Falls keine erneuten Probleme auftreten, bis zum Eintreffen des Rettungsdienstes die Temperatur messen, um den momentanen Wert nennen zu können.

Fallbeispiel 3: Pseudokrupp

Ein 18-monatiges Kind hat seit Beginn des Winters inzwischen mehrere Wochen lang wiederkehrende Infekte mit teilweise bellendem Husten. Der Allgemeinzustand ist jedoch kaum beeinträchtigt, nur gelegentlich hatte es leicht erhöhte Temperatur.

Sie bringen das Kind wie gewohnt ins Bett, es schläft ruhig ein. Nach Mitternacht hustet das Kind heftig und Sie hören beim Einatmen ein leichtes Atemgeräusch. Das Kind ist voll ansprechbar und nicht lethargisch, seine Haut rosig. Mit jedem Hustenanfall jedoch wird das Kind aufgeregter und mit zunehmender Aufregung verstärkt sich das Atemgeräusch beim Einatmen. Das Kind sitzt im Bett und Sie erkennen, daß sich beim Einatmen im Bereich der Schlüsselbeine die Haut nach innen zieht. Das Kind hat erkennbar kein Fieber, die von Ihnen gemessene Körpertemperatur beträgt 37,5° C.

Maßnahmen:

• Da die Vitalfunktionen erkennbar nicht beeinträchtigt sind, nehmen Sie das Kind auf den Arm und versuchen es zu beruhigen.

• Setzen Sie sich wegen der weiteren Versorgung mit Ihrem Hausarzt oder der Rettungsleitstelle in Verbindung.

• Beobachten Sie das Kind weiterhin auf eine evtl. eintretende Verschlechterung des Zustandes – bei deutlicher Verschlechterung erneuter Notruf (Rettungsleitstelle) mit Hinweis auf die geänderte Situation. Falls nötig Basismaßnahmen ergreifen.

Zusätzlich:

• Lassen Sie das Kind, z.B. am geöffneten Fenster, kühle feuchte Luft atmen oder lassen Sie heißes Wasser in die Badewanne laufen, so daß Dampf entsteht und lassen Sie das Kind die auf diese Art angefeuchtete Luft atmen.

Fallbeispiel 4: Epiglottitis

Sie haben Ihr 2 1/2-jähriges Kind abends völlig unauffällig ins Bett gebracht. Das Kind hatte keine Krankheitsanzeichen und schlief problemlos ein. Gegen 2 Uhr nachts werden Sie durch ängstliches Rufen des Kindes geweckt. Es ist unruhig, aufgeregt und sehr blaß. Beim Einatmen hören Sie deutliche Atemgeräusche. Der Zustand des Kindes verschlechtert sich innerhalb kurzer Zeit deutlich, das Kind ist jedoch weiterhin ansprechbar. Seine Stimme ist jedoch belegt, es spricht, als ob es „eine heiße Kartoffel im Hals hätte". Aus Mund und Nase fließt Sekret und das Schlucken fällt ihm offensichtlich schwer. Sie messen Fieber und die gemessene Temperatur beträgt 39° C.

Maßnahmen:

• Da das Kind eine bereits erheblich beeinträchtigte Atmung hat und der Zustand sich rasch verschlechtert, besteht der Verdacht, daß das Kind eine Epiglottitis entwickelt. Da dies zu einer möglicherweise lebensbedrohlichen Verlegung der Atemwege führen kann, das Kind im Moment jedoch noch ansprechbar ist, steht **der Notruf in dieser Situation an erster Stelle!**

• Wählen Sie die Nummer der Rettungsleitstelle. Melden Sie: „Mein 2 1/2-jähriges Kind hat akute Atemnot, bitte schicken Sie mir den Notarzt."

• Lassen Sie falls möglich und notwendig durch eine zweite Person weitere Maßnahmen treffen, um dem Rettungsdienst das Auffinden der Adresse zu erleichtern – schalten Sie z.B. die Außenbeleuchtung des Hauses ein oder stellen Sie bei unübersichtlicher Situation eine Person zum Einweisen auf die Straße.

• Auch während dieser ersten Maßnahmen kontrollieren Sie andauernd den Zustand des Kindes und versuchen es, soweit keine anderen Basismaßnahmen erforderlich sind, zu beruhigen. – Verschlechtert sich der Zustand des Kindes, d.h. wird es apathisch oder bewußtlos, so zögern Sie nicht, auch bei noch vorhandener, aber sehr erschwerter Atmung, das Kind zu beatmen, da sein beeinträchtigtes Bewußtsein darauf hindeutet, daß die Atmung unzureichend ist.

Fallbeispiel 5: Sturz von der Wickelkommode

Sie haben Ihr acht Monate altes Kind gerade gewickelt. Es liegt ruhig auf der Wickelkommode und beschäftigt sich mit einem Spielzeugtier. Da Sie frische Wäsche für das Kind brauchen, wenden Sie sich für kurze Zeit von der Wickelkommode ab. Um mit Ihnen weiterhin in Kontakt zu sein, dreht sich das Kind zur Seite und versucht sich aufzurichten. Dabei rutscht es von der Wickelkommode ab und schlägt mit dem Kopf auf dem Parkettboden auf, obwohl Sie noch versucht haben, das Kind im Sturz aufzufangen. Durch Ihren Schrekkensschrei alarmiert, betritt gleichzeitig Ihre zufällig anwesende Schwester das Zimmer.

Gemeinsam stellen Sie fest, daß das Kind sich nicht bewegt und nicht schreit. Äußere Verletzungen im Kopfbereich sind nicht zu erkennen.

Maßnahmen:

• Das Kind ist offensichtlich bewußtlos!

Sie

• kontrollieren die Atmung und den Puls;

• Sind Atmung und Puls ausreichend, so bringen Sie das Kind in die Stabile Seitenlage.

• Bleiben Sie beim Kind und überwachen Sie weiterhin ständig die Vitalfunktionen!

• Bei gestörter Atmung mit Atemspende beginnen und Puls kontrollieren. Bei vorhandenem Puls Beatmung fortsetzen – bei nicht vorhandenem Puls unverzüglich mit Herz-Lungen-Wiederbelebung beginnen!

Ihre Schwester

• begibt sich nach dieser Feststellung sofort ans Telefon und alarmiert die Rettungsleitstelle.

• Sie weist bei Ihrem Notruf eindeutig darauf hin, daß ein Säugling durch Sturz von der Wickelkommode bewußtlos ist.

Fallbeispiel 6: Verbrühung

Sie bereiten das Mittagessen vor, ihr 3-jähriges Kind spielt auf dem Küchenboden. Plötzlich klingelt es, Sie unterbrechen Ihre Arbeit um zur Tür zu gehen, lassen Ihr Kind jedoch allein in der Küche. Sie haben noch nicht die Tür erreicht, da hören Sie einen Topf auf den Boden fallen und Ihr Kind schreit laut vor Schmerzen. In der Küche finden Sie Ihr Kind weinend auf dem Boden sitzen, sein Pullover ist durchnäßt, die Hände und Arme, soweit sichtbar, deutlich gerötet.

Maßnahmen:

• Auf den ersten Blick können Sie sehen und hören, daß Ihr Kind noch ansprechbar ist, und seine Vitalfunktionen zumindest momentan nicht gefährdet sind. Daher ist in dieser Situation **das Entfernen der mit heißem Wasser getränkten Oberbekleidung** die erste Maßnahme, um das weitere Einwirken der Hitze zu beenden.

• Der zweite Schritt ist **die sog. „Kaltwasseranwendung"**.

• Gehen Sie mit dem Kind ins Badezimmer. Lassen Sie leicht überschlagenes Wasser (Temperatur 20° C) über die geröteten Hautstellen laufen.

• Parallel dazu sollte der **Notruf** erfolgen, da selbst die erkennbare Verbrühung der Hände und evtl. von Teilen der Unterarme bereits eine gefährliche Situation darstellt, die weitere ärztliche Versorgung des Kindes erforderlich macht.

• Ist keine zweite Person im Haus, so sollten Sie den Rettungsdienst bei ausgedehnten Verbrühungen sofort nach dem Entfernen der Kleidung alarmieren, bei weniger schweren Verbrühungen ist es sinnvoll, kurz mit der „Kaltwasseranwendung" zu beginnen, um die Schmerzen des Kindes sofort zu lindern, und dann nach einigen Minuten die Maßnahme zu unterbrechen, um Kinderarzt oder Rettungsdienst anzurufen.

• Selbstverständlich ist das Kind während der „Kaltwasseranwendung" laufend zu überwachen, um bei beeinträchtigten Vitalfunktionen unverzüglich die entsprechenden Basismaßnahmen zu ergreifen.

Fallbeispiel 7: „Verschlucktes" Spielzeug:

Ihr 2 1/2-jähriges Kind spielt mit gleichaltrigen Kindern einer befreundeten Familie. Neben einer Holzeisenbahn und Stofftieren liegen große und kleine Bausteine auf dem Boden, die die Kinder trotz Ihrer Ermahnungen gelegentlich in den Mund nehmen. Sie beobachten, wie eines der Kinder plötzlich einen Hustenanfall bekommt, nach Luft ringt und im Gesicht bläulich anläuft.

Maßnahmen:

• Nehmen Sie das Kind hoch, legen es sich mit dem Bauch nach unten so auf den Arm oder über den Oberschenkel, daß sein Kopf leicht nach unten zeigt und klopfen Sie ihm mehrmals kräftig mit der Hand zwischen die Schulterblätter.

• Kontrollieren Sie dann kurz die Atmung des Kindes.

• Hat sich sein Zustand gebessert, d.h. das Kind atmet jetzt wieder weitgehend ungestört, vor allem hat sich seine Gesichtsfarbe wieder normalisiert, so beobachten Sie das Kind weiter und nehmen telefonisch Kontakt mit Ihrem Kinderarzt auf.

• Besteht die Atemnot weiter, so wiederholen Sie den Versuch, die Atemwege freizumachen.

• Parallel dazu muß jedoch durch eine zweite Person der Rettungsdienst alarmiert werden, da mit weiteren Komplikationen zu rechnen ist.

• Kontrollieren Sie auch nach diesem Versuch die Atmung des Kindes.

• Bei weitgehend freigewordenen Atemwegen gehen Sie wie oben beschrieben vor.

• Ist die Atmung weiterhin behindert, das Kind aber ansprechbar und nicht apathisch, so beobachten Sie es weiter bis zum Eintreffen des von Ihnen alarmierten Rettungsdienstes.

Fallbeispiele

Ist das Bewußtsein des Kindes bereits beeinträchtigt – was jedoch die Ausnahme sein dürfte – so beginnen Sie unverzüglich mit der Beatmung des Kindes. Achten Sie dabei neben dem Einblasen der Luft vor allem auf die Ausatmung des Kindes.

Haben Sie den Eindruck, die Beatmung gelingt und der Zustand des Kindes bessert sich etwas – vor allem die Blaufärbung schwindet – so setzen Sie die Beatmung fort.

Gelingt Ihnen die Beatmung nicht und ist das Kind bereits nicht mehr ansprechbar, so können Sie als letzten Versuch das sog. Heimlich-Manöver anwenden (wobei nochmals deutlich darauf verwiesen sei, daß diese Methode umstritten ist und nur als letzter Versuch zu akzeptieren ist):

Klopfen Sie dem Kind wie beschrieben erneut bis zu 5mal mit dem Handteller zwischen die Schulterblätter.

Legen Sie dann Ihre freie Hand auf den Rücken des Kindes und halten seinen Kopf – das Kind liegt jetzt zwischen ihren Händen. Kopf, Hals und Brust von der einen, den Rücken von der anderen Hand gestützt.

Drehen Sie nun das Kind um – Kopf und Hals müssen gut gestützt werden – und legen Sie es Kopf nach unten auf ihren Arm, der auf ihrem Oberschenkel aufliegt.

Führen Sie nun bis zu 5 schnelle, nach unten gerichtete Kompressionen des Brustkorbs durch. Der Druckpunkt entspricht dem der Herz-Lungen-Wiederbelebung.

Kontrollieren Sie anschließend erneut die Atmung des Kindes und versuchen Sie bei weiterhin unzureichender Atmung erneut, das Kind zu beatmen.

Fallbeispiel 8: Sturzverletzung

Beim Fangenspielen laufen und springen zwei Kinder die Treppe hinunter. Eines von ihnen stürzt und bleibt auf dem Boden liegen. Sie haben den Unfall beobachtet, laufen zu dem Kind und sprechen es an. Es antwortet klar und deutlich und klagt über starke Schmerzen im Bein, das abnorm angewinkelt und in Höhe des Schienbeins geschwollen ist und eine offene Wunde aufweist.

Maßnahmen:

Es besteht der Verdacht auf einen offenen Knochenbruch.

Drei Maßnahmen sind durchzuführen:

1. Notruf mit Schilderung der vorgefundenen Situation.

2. Keimfreies Abdecken der offenen Wunde mit geeignetem Verbandmaterial.

• Optimal ist für solche Fälle das sog. Verbandtuch, das Sie in jedem Autoverbandkasten finden und das auch in Ihrer Hausapotheke nicht fehlen sollte.

• Beim Abdecken der Wunde mit dem Verbandtuch darf das Bein nicht bewegt werden. Auf die Wunde ist kein Druck auszuüben – d.h. abdecken, aber nicht verbinden.

• Zusätzlich ist u.U. das Bein in vorgefundener Lage ruhigzustellen, z.B. durch Umpolstern mit gerollten Decken.

3. Schockbekämpfung.

• Gerade bei verletzten Kinder spielt neben den tatsächlichen Schmerzen auch die psychische Verfassung eine wesentliche Rolle. Trösten und beruhigen Sie das Kind, versuchen Sie die Eltern herbeizurufen, lassen Sie das Kind nicht allein, helfen Sie ihm dabei, eine möglichst schmerzfreie Position einzunehmen und achten Sie darauf, daß es nicht auskühlt, d.h. decken Sie das Kind evtl. zu.

Fallbeispiel 9: Schnittverletzung

Es ist schlechtes Wetter und Ihre Kinder spielen im Haus. Sie rennen durch den Hausflur, in dem sich eine Glastür befindet. Offensichtlich stoßen sich die Kindern gegenseitig, so daß Ihre 8-jährige Tochter mit der Hand durch die Glastür stößt. Die Verletzung am rechten Handgelenk blutet heftig. Innerhalb kurzer Zeit wird das Kind sehr blaß und beginnt zu zittern, ist aber weiterhin ansprechbar.

Maßnahmen:

• Sie müssen zuallererst die Blutung zum Stehen bringen!

Da die Verletzung sich an der rechten Hand befindet, fassen Sie die Hand des Kindes mit Ihrer linken Hand und heben den Arm hoch. Mit Zeige-, Mittel- und Ringfinger Ihrer rechten Hand drücken Sie nun auf der Innenseite des Oberarms des Kindes in die Muskellücke und drücken das dort tastbare Blutgefäß gegen den Oberarmknochen. Die Blutung muß unverzüglich zum Stehen kommen!

Gelingt Ihnen dies nicht, so drücken Sie direkt mit dem Handballen auf die Verletzung, so daß auf diese Weise die Blutung gestillt wird.

• Damit ist die akute Gefahr gebannt, jedoch die Verletzung noch nicht optimal versorgt und auch das Kind muß weiter betreut werden.

Lassen Sie sich daher Verbandmaterial bringen und legen dem Kind einen Druckverband an der Verletzung an, so daß Sie wieder die Hände frei haben.

Der verletzte Arm sollte auch nach Anlegen des Verbandes hochgelagert werden.

• Parallel dazu sollte der Notruf erfolgen, da das Kind auf Grund der deutlichen Schockanzeichen vom Rettungsdienst ins Krankenhaus gebracht werden sollte.

• Schwierig wird es, wenn Sie allein im Haus sind. Dann müssen Sie mit dem Kind zum Telefon gehen und den Rettungsdienst alarmieren, denn in dem Moment, wo Sie Ihre Hand von der Verletzung nehmen, beginnt es erneut zu bluten.

• Ist die Verletzung entsprechend versorgt und blutet nicht mehr, so sind als nächster Schritt Maßnahmen zur Schockbekämpfung zu ergreifen. Voraussetzung sind allerdings erhaltene Vitalfunktionen, ansonsten sind die entsprechenden Basismaßnahmen durchzuführen.

• Legen Sie das Kind flach auf den Boden – wenn der Boden kalt ist, legen Sie eine Decke unter.

• Bringen Sie das Kind in die Schocklage, indem Sie die Beine des Kindes leicht hochlagern – die Unterschenkel sollen dabei waagrecht liegen – und decken Sie das Kind zusätzlich zu.

• Beobachten Sie es bis zum Eintreffen des Rettungsdienstes, beruhigen Sie es und geben Sie ihm vor allem das Gefühl, daß es sich nicht in Gefahr befindet.

Fallbeispiel 10: Badeunfall

Bei einem Spaziergang am Seeufer beobachten Sie an der Ufer-
böschung spielende Kinder. Es ist Frühjahr, die Luft schon warm, das
Wasser jedoch noch kalt. Plötzlich rutscht eines der Kinder – ein Bub
von etwa sieben Jahren – an der Böschung aus, stürzt ins Wasser
und versinkt relativ schnell in dem dort etwa 1,5 Meter tiefen
Wasser. Ihnen und einem weiteren Passanten gelingt es, ohne
großen Zeitverlust den Buben aus dem Wasser zu retten – er gibt
jedoch keine Lebenszeichen mehr von sich.

Maßnahmen:

Das Kind wird direkt am Ufer auf den Boden gelegt.

Helfer 1:	Helfer 2:	Helfer 3:
Kontrolle Bewußtsein,		Notruf – Hinweis auf gestörte Vitalfunktionen: Notarzt!
Kontrolle Atemwege und Atmung		
Bei festgestellter Bewußtlosigkeit und Atemstillstand:		Kind wenn möglich gegen weiteres Auskühlen schützen, z.B. durch eine Decke oder einen Mantel.
2 x beatmen	Pulskontrolle an der Halsschlagader	
	Bei festgestellter Pulslosigkeit: Druckpunkt aufsuchen Beginn Herzdruckmassage 5 Kompressionen	
1 Beatmung	5 Kompressionen	
1 Beatmung		(Rettungsdienst einweisen!)
	Nach 1 Minute Pulskontrolle	

Bei Pulslosigkeit HLW fortsetzen!